essentials

essentials liefern aktuelles Wissen in konzentrierter Form. Die Essenz dessen, worauf es als „State-of-the-Art" in der gegenwärtigen Fachdiskussion oder in der Praxis ankommt. *essentials* informieren schnell, unkompliziert und verständlich

- als Einführung in ein aktuelles Thema aus Ihrem Fachgebiet
- als Einstieg in ein für Sie noch unbekanntes Themenfeld
- als Einblick, um zum Thema mitreden zu können

Die Bücher in elektronischer und gedruckter Form bringen das Fachwissen von Springerautorinnen kompakt zur Darstellung. Sie sind besonders für die Nutzung als eBook auf Tablet-PCs, eBook-Readern und Smartphones geeignet. *essentials* sind Wissensbausteine aus den Wirtschafts-, Sozial- und Geisteswissenschaften, aus Technik und Naturwissenschaften sowie aus Medizin, Psychologie und Gesundheitsberufen. Von renommierten Autorinnen aller Springer-Verlagsmarken.

Reiner Bartl

Osteoporose

Biologie, Prophylaxe, Diagnose und Therapie

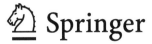 Springer

Reiner Bartl
Osteoporosezentrum am Dom
München, Deutschland

Illustrations by
Harald Konopatzki
Heidelberg, Deutschland

ISSN 2197-6708 ISSN 2197-6716 (electronic)
essentials
ISBN 978-3-662-67210-5 ISBN 978-3-662-67211-2 (eBook)
https://doi.org/10.1007/978-3-662-67211-2

Die Deutsche Nationalbibliothek verzeichnet diese Publikation in der Deutschen Nationalbibliografie; detaillierte bibliografische Daten sind im Internet über http://dnb.d-nb.de abrufbar.

Planung/Lektorat: Antje Lenzen
Springer ist ein Imprint der eingetragenen Gesellschaft Springer-Verlag GmbH, DE und ist ein Teil von Springer Nature.
Die Anschrift der Gesellschaft ist: Heidelberger Platz 3, 14197 Berlin, Germany

Was Sie in diesem *essential* finden können

- Architektur und Regulatoren des Skelettes
- Epidemiologie und Definition der Osteoporose
- Klinik und Diagnostik der Osteoporose
- Strategien der Osteoporosetherapie nach Evidenz-basierter Medizin
- Indikationstellung zum Einsatz potenter Medikamente gegen Osteoporose (Antiosteoporotika)
- Ausreichende Menge von Mineralien und Vitamine als Basis jeder Osteoporosetherapie
- Einsatzmöglichkeiten und Nebenwirkungen von Östrogen und Testosteron in der Osteoporosetherapie (HRT)
- Praktischer Einsatz, Wirkungen und Nebenwirkungen antiresorptiver Substanzen (moderne Bisphosphonate und Denosumab) als „first line therapy"
- Einsatz osteoanaboler Substanzen (Teriparatid, Romosozumab) bei schwerer manifester Osteoporose
- Romosozumab, ein Sklerostin-Antikörper, mit gleichzeitig antiresorptiver und osteoanboler Wirkung zum Wiederaufbau der Knochenstruktur
- Darstellung des Monitorings der medikamentösen Osteoporosetherapie, mit „drug holiday" und sequentieller Therapie
- Kurzfassung der Managements der Osteoporose und weiterführende Literatur

Vorwort

Osteoporose ist keine einfach hinzunehmende „Alterserscheinung", sondern ein weltweites und zunehmendes Gesundheitsproblem. Die WHO hat die Osteoporose als eine der zehn wichtigsten und teuersten Volkskrankheiten eingestuft. In Europa sind jede dritte Frau und jeder fünfte Mann davon betroffen, mit den Folgen langanhaltender Schmerzen, körperlicher Beeinträchtigung bis hin zur Immobilität, sozialer Isolierung und Pflegebedürftigkeit. Osteoporose ist auch eine schleichende, heimtückische Krankheit. Die Betroffenen merken lange nicht, daß ihre Knochen „schwinden" und sie an Festigkeit verlieren – bis ein Knochenbruch sie wachrüttelt! Heute ist aber der Knochenschwund in Form der Osteoporose als eine vermeidbare, frühdiagnostizierbare, gut behandelbare und im Frühstadium sogar „heilbare" Krankheit einzustufen.

Trotz der enormen klinischen Fortschritte ist die Osteoporose immer noch eine unterschätzte, unterdiagnostizierte und untertherapierte Krankheit. Weltweit spricht man bereits von einer „osteoporosis treatment crisis (gap)" und einer Therapiemüdigkeit bei Osteoporose – sowohl beim Patienten als auch beim behandelnden Arzt. Aus dieser klinischen Krisensituation helfen keine kostenpflichtigen Zertifikatskurse von Spezialisten und Verbänden, vielmehr die Erkenntnis und der Ansporn unter uns Ärzten, daß die Osteoporose vermeidbar und heute im frühen Stadium sogar heilbar ist.

Ein standardisiertes und evidence-basiertes Management der Osteoporose ist seit langem global erarbeitet worden. Die Krankheit wird mittels DXA-Messung einfach, strahlenarm und sicher diagnostiziert. Mit neuen Medikamenten kann sogar die Knochenstruktur wiederaufgebaut werden. Die praktische und interdisziplinäre Umsetzung dieser weltweit anerkannten „guidelines" ist jetzt unsere Aufgabe als behandelnde Ärzte – eine multidisziplinäre Anstrengung!

Dieses „*essentials*" ist konzipiert, Ärzte aller Disziplinen bei der Beratung und Führung von Patienten mit Osteoporose zu „leiten", die richtigen diagnostischen und therapeutischen Entscheidungen in der Praxis zu treffen und die notwendige interdisziplinäre Zusammenarbeit einzuleiten **„…und nicht erst warten bis der Knochen bricht."**

Reiner Bartl

Inhaltsverzeichnis

Architektur und Regulatoren des Skelettes

1

- Das menschliche Skelett – ein hochkompliziertes Zusammenspiel von circa 220 form- und funktionsgerechten Einzelknochen.
- Das Knochengewebe – ein Meisterwerk der Bioarchitektur, bis in den molekularen Bereich.
- Knochen und Knochenmark sind eine funktionelle Einheit und haben gemeinsame Stammzellen.
- Der Osteoklast – der „Bagger" im Bauunternehmen Knochen: effizient und schnell, aber auch brutal zerstörerisch in krankhaften Situationen.
- Die Osteoblasten – die „Maurer", langsam arbeitend, aber echte Facharbeiter.
- Die hormonelle und nervale Steuerung des Knochens bedienen sich der Osteozyten
- Der Knochen – ein lebenslanger Prozess des Modellierens und Reparierens.
- Der Knochenumbau läuft nach einer genau festgelegten Sequenz gleichzeitig millionenfach im Knochen ab und ein Zyklus dauert jeweils etwa 2 Wochen.
- Das RANKL/OPG-System und Sklerostin steuern den Knochenumbau und sind hauptverantwortlich bei der Entstehung der Osteoporose.
- Das Erreichen der maximalen Knochendichte („peak bone mass") hängt von 4 Parametern ab: Genetik, Hormone, körperliche Aktivität und Ernährung. Sie ist das Kapital für stabile Knochen im Alter.

R. Bartl, *Osteoporose*, essentials,
https://doi.org/10.1007/978-3-662-67211-2_1

Das Skelett besteht aus 220 einzelnen Knochen, es wiegt ungefähr 10 kg und macht etwa 15 % des Körpergewichts aus (Abb. 1.1). Eine Grobunterteilung unterscheidet das Skelett des Stamms (**Rumpf- oder Axialskelett**) vom Skelett der Extremitäten (**Extremitätenskelett oder peripheres Skelett**). Diese Unterscheidung ist bei der Entstehung der Osteoporose von Bedeutung, da beide Anteile aufgrund ihres architektonischen Aufbaus unterschiedlich stark von Knochenschwund betroffen werden.

1.1 Funktion des Skelettes

Als Organ hat das Skelett vier wesentliche Aufgaben zu erfüllen:

- **Stütz- und Fortbewegungsfunktion.** Es gibt dem Körper die Form und bildet das Gerüst des „Bewegungsapparates".
- **Schutzfunktion:** Das Skelett schützt das Gehirn, das Rückenmark, die inneren Organe und die weiblichen Geschlechtsorgane vor äußeren Einwirkungen.
- **Knochen-Knochenmark-System:** Beide Funktionssysteme haben gemeinsame Vorläuferzellen und ein gemeinsames Gefäßsystem mit einer hohen Durchblutungsrate.
- **Hauptmineralspeicher:** Der Knochen ist die größte Mineralbank unseres Körpers: 99 % des gesamten Kalziums, 85 % des Phosphats und 50 % des Magnesiums sind im Knochen gespeichert. 1–1,5 kg Kalzium sind als Hydroxylapatit im Knochen eingebaut.

1.2 Biomechanik, Architektur und Struktur des Knochens

Der Knochen hat 2 mechanische Eigenschaften zu erfüllen: Belastbarkeit und Elastizität bei möglichst niedrigem Gesamtgewicht. Dies ist möglich durch die Verwendung mehrerer **Strukturordnungen,** vom makroskopischen über den mikroskopischen bis zum molekularen Bereich.

Abb. 1.1 Das menschliche
Skelett – ein Meisterstück
der Bioarchitektur! Er
umfasst etwa 220
individuelle Knochen, jeder
speziell geformt durch den
Prozess des Modelling und
ständig erneuert und
angepasst durch den
Prozess des Remodelling.
In Kreisen und rot
eingefärbt die wichtigsten
Lokalisationen
osteoporotischer Frakturen

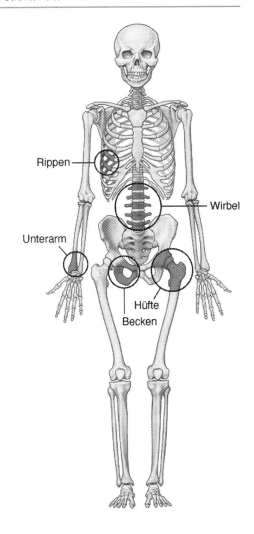

Die **Biomechanik** untersucht und analysiert die Tragfähigkeit des Knochens,
deren Überschreiten zu einem Knochenbruch führt. Die Tragfähigkeit hängt von
folgenden Faktoren ab:

- Architektur (Größe, Form, Porosität)

- Trabekelstruktur (Dicke, Anzahl der Resorptionslakunen, Verknüpfungspunkte)
- Material (Matrix, Mineralien, Knochendichte)
- Anzahl der Mikrofrakturen
- Einwirkende Kräfte (N, Newton) und Momente (Nm, Newtonmeter).
- Art der Kräfte (harte Schläge oder Dauerbelastung, Zug, Druck, Scherung)

Der äußere Anblick des Knochengerüsts verbirgt die durchdachte **Architektur.** Erst im Schnitt oder im Röntgenbild können wir die beiden makroskopischen Bauprinzipien erkennen:

- **Kompakt, Kortikalis, Knochenrinde**
- **Spongiosa, trabekulärer Knochen, Knochenbälkchen**

Die Gesamtmasse des normalen Skelettes beträgt 10 kg, wobei 8 kg auf kompakten Knochen und nur 2 kg auf Spongiosa entfällt. Dafür hat die Spongiosa eine 10-fach größere Oberfläche als die Kompakta. Der Anteil an trabekulären (spongiösen) Knochen ist unterschiedlich in den verschiedenen Skelettarealen:

- Lendenwirbelsäule 75 %,
- Ferse 70 %,
- proximaler Femur 50–75 %,
- distaler Radius 25 %,
- Radiusmitte <5 %.

Das Axialskelett mit seinem hohen Anteil an spongiösem Knochen ist daher wesentlich anfälliger für Knochenschwund und weist früh Zeichen einer Osteoporose auf.

1.3   Knochenzellen

Mesenchymale und hämatopoietische Stammzellen (MSC und HSC): Die Zellsysteme des Knochengewebes leiten sich von den mesenchymalen (Osteoblast, Osteozyt) und hämatopoietischen Stammzellen (Monozyt, Osteoklast) ab.
   Osteoklasten (knochenabbauende Zellen) Sie bauen alten Knochen in nur wenigen Tagen ab und haben eine Schlüsselrolle bei der Entstehung der Osteoporose (Abb. 1.2). **Osteoblasten (knochenaufbauende Zellen).** Sie bauen langsam über viele Wochen neuen Knochen wieder auf und wandeln sich abschließend

in „endosteal lining cells", Osteozyten oder Adipozyten (Fettzellen) um. Ihre Hauptfunktion ist die Synthese von Knochenmatrix. **Osteozyten (knochenüber-wachende Zellen).** Osteozyten sind mit 90–95 % die häufigste Knochenzelle. Sie liegen in Lakunen und sind durch verzweigte Kanälchen (Canaliculi) untereinander verbunden. Osteozyten registrieren den Muskelzug am Knochen, produzieren Sklerostin und geben diese Signale über zelluläre Verknüpfungen an die auf der Knochenoberfläche liegenden Baueinheiten (Osteoblasten und lining cells) weiter. Sie registrieren auch das Altern der Knochensubstanz und leiten deren Umbau ein.

Endostzellen („endosteal lining cells", knochenschützende Zellen). Diese flachen Zellen bedecken 80–95 % der Oberfläche des Knochens und stammen ebenfalls von inaktiven Osteoblasten ab. Sie bilden zusammen mit der darunter liegenden Kollagenmembran eine Schutzschicht.

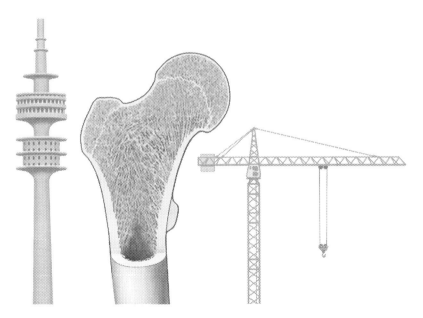

Abb. 1.2 Die beiden Bauprinzipien des Femurs sorgen für eine maximale Belastbarkeit bei minimalem Gewicht: die Röhrenbauweise des Fernsehturms und die Fachwerkkonstruktion des Kranes

1.4   Mineralisation

Nach der Produktion von Knochenmatrix (Osteoid) wird die weiche Matrix (Kollagenfibrillen) durch Ablagerung von Kalzium-Phosphat unter der Kontrolle von Osteoblasten und Osteozyten gehärtet. Dieser Prozess erfolgt in 2 Phasen:

- **Primäre rasche Mineralisation,** die 1–3 Tage dauert und über nichtkollagene Proteine (Osteocalcin, alkalische Phosphatase) und Vitamin D gesteuert wird.
- **Sekundäre, langsame Mineralisation,** die mehrere Jahre dauern kann, bis eine maximale Mineralisation erreicht ist oder das Knochengewebe über das „remodelling" erneut abgebaut wird. Die Struktur der Mineralkristalle und die Verbindung mit den benachbarten Kollagenfibrillen werden optimiert, Karbonat wird in die Kristalle mit eingelagert, das „cross-linking" der Kollagenmoleküle nimmt zu und der Wassergehalt des Knochens ab.

Die Elastizität des Knochens wird v. a. erreicht durch eine spezielle Mischung der Baumaterialien, die wir im Bauwesen als Prinzip der Spannbetonbauweise kennen: die „2-Phasen-Komponente" (Abb. 1.3). So besteht der Knochen aus einer elastischen Knochenmatrix, in der Kollagenmoleküle in Schichten lamellär angeordnet sind. Dazwischen wird Kalzium und Phosphat in nanokristalliner Form (Hydroxylapatit) eingelagert und verfestigt, vergleichbar mit Beton bei der Spannbetonbauweise zwischen den Stahldrähten.

1.5   Wachstum („modelling") und Umbau („remodelling") des Skelettes

Die Ausbildung des Skelettes wird intrauterin festgelegt, das Wachstum wird in der Kindheit und Pubertät umgesetzt („modelling").

Für den Umbauprozess des Knochens („remodelling") stehen 2–5 Mio. Baueinheiten („bone remodelling units", BMUs) bereit.

Der **Knochenumbau** läuft in Zyklen von ungefähr 120 Tagen ab. Unterschieden werden folgende Knochenumbauphasen.

- **Ruhephase**
- **Aktivierungsphase**
- **Resorptionsphase**
- **Umschaltphase**
- **Anbauphase mit Osteoidproduktion**

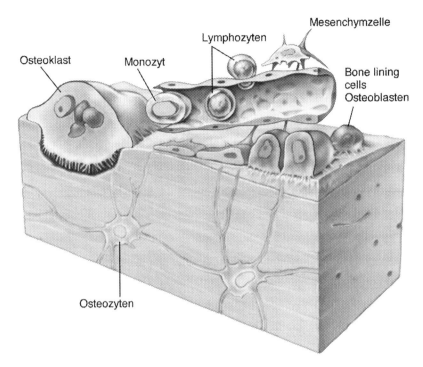

Abb. 1.3 Darstellung einer Knochenumbau-Einheit ("bone remodeling unit"), bestehend aus knochenabbauenden Zellen (Osteoklasten), knochenaufbauenden Zellen (Osteoblasten) und knochenerhaltenden und- steuernden Zellen (Osteozyten und "bone lining cells") einschließlich deren Vorläuferzellen aus dem Knochenmark

- **Anbauphase mit Osteoidmineralisation**
- **Ruhephase**

Die Resorptionsphase ist bereits in 2 Wochen abgeschlossen, während die Mineralisationsphase bis zur Bildung reifen Knochens Monate bis Jahre dauert. Nach Abschluss eines Umbauzyklus entsteht eine „**strukturelle Knocheneinheit**", etwa 35 Mio. im gesamten Skelett. Die Gesamt-Umbaurate des Skeletts beträgt 8 % pro Jahr.

1.6   Regulatoren des Knochenumbaus

Systemische Einwirkungen von Hormonen und Vitaminen sowie Signale „vor Ort" über zelluläre Interaktionen, Zytokine, elektromagnetische Potenziale, zentralnervöse und immunologische Faktoren sowie mechanische Stimuli vermitteln das enge Zusammenspiel der Knochenzellen und garantieren den geordneten Knochenumbau.

- Die wichtigsten **Hormone** sind Parathormon (PTH), Kalzitonin, Schilddrüsenhormone, Insulin, Wachstumshormon, Kortison und Sexualhormone.
- Als notwendige **Vitamine** sind die Vitamine C, D, K, C, B_{12}, B_6 und A zu nennen.
- **RANK/RANKL/Osteoprotegerin-System**
  Diesem System kommt eine Schlüsselrolle in der Steuerung und im „coupling" der Knochenumbauvorgänge zu. **Osteoprotegerin (OPG)** wird von den Osteoblasten produziert, es blockiert die Differenzierung der Osteoklasten aus Vorläuferzellen und hemmt so die Knochenresorption. **RANKL** dagegen stimuliert die Differenzierung von Osteoklasten und verlängert ihr Überleben. Ein Anstieg von RANKL führt daher zu gesteigerter Knochenresorption und damit zum Knochenschwund.
- **Sklerostin**
  Das zirkulierende Proteinprodukt Sklerostin wird im Knochen von Osteozyten produziert. Es steigert die Osteoklastenaktivität und hemmt gleichzeitig die Osteoblasten. Der Antikörper Romosozumab blockiert Sklerostin und wird erfolgreich in der Behandlung der Osteoporose eingesetzt.
- **Leptin und zentrales Nervensystem**
  Leptin reguliert die Knochenmasse durch Bindung an Neurone im Hypothalamus, die wiederum sympathische Nervenzellen aktivieren. Diese Signale lösen einen erhöhten osteoklastischen Knochenabbau aus.
- **Immunsystem**

Die Bedeutung des Immunsystems bei der Steuerung des Knochenumbaus liegt darin, daß bestimmte T- und B-Zellen die Produktion von RANK, OPG und TNF regulieren.

1.7   Maximale Knochendichte („Peak bone mass") und Altern des Skelettes

Im Alter zwischen 25 und 30 Jahren erreichen wir die maximale Knochendichte („peak bone mass"). Die wichtigsten 4 Determinanten der „peak bone mass" sind:

- Genetik
- Hormone
- Bewegung
- Ernährung.

Bereits nach dem 30. Lebensjahr kommt es zu einem alters- und hormonell bedingten Knochenverlust. Dieser Knochenschwund ist teils genetisch, teils hormonell (Östrogenabfall) vorprogrammiert. Bei der Frau mit Eintritt der Menopause und Abfall des Östrogenspiegels steigt der Knochenverlust dramatisch von 1 % bis auf 4–5 % pro Jahr. Das bedeutet, daß die Frau vom 40. bis zum 70 Lebensjahr etwa 40 % ihrer Knochenmasse verliert. Der Mann verliert im gleichen Zeitraum nur etwa 12 %. Die „maximale Knochendichte" des jungen Erwachsenen stellt daher ein „Kapital" dar, das in jungen Jahren aufgebaut und später erhalten und gepflegt werden muß.

- Die Osteoporose ist keine „Modekrankheit", sie konnte schon in alten ägyptischen Mumien nachgewiesen werden.
- Die Osteoporose ist definiert durch eine niedrige Knochendichte mit Verschlechterung der Knochenqualität (Mikroarchitektur, Knochenumbau, Knochenmaterial und Mikrofrakturen).
- Eine meßtechnische Osteoporose liegt vor, wenn die DXA-Knochendichte der LWS und/oder Hüfte einen T-Score $< -2,5$ aufweist. Bei Vorliegen einer oder mehrerer „low trauma" Frakturen spricht man von manifester Osteoporose.
- „Osteoporotische Frakturen" treten bei verschlechterter Knochenstruktur auf und entstehen, obwohl die eingebrachte Kraft (Trauma) nicht ausreichen würde, um gesunden Knochen zu brechen.
- Viele osteoporotische Frakturen verlaufen schleichend, symptomlos und unbemerkt (z. B. Wirbelkörpersinterungen).

2.1   Epidemiologie der Osteoporose

Die **Osteoporose** gehört zu den 10 wichtigsten Volkskrankheiten und verursacht immer noch extremes Leid für den Patienten und gigantische Kosten für das Gesundheitssystem (im Jahr 2019 in Deutschland etwa 4 Mrd. €). In Deutschland leiden etwa 10 Mio. Menschen (etwa 10 % der Bevölkerung) an der Volkskrankheit Osteoporose. Jede 3. Frau und jeder 5. Mann erkranken im Laufe des Lebens an manifester Osteoporose. Die **postmenopausale Osteoporose,** die weitaus häufigste Form des Osteoporose-Syndroms, tritt zwischen dem 50. und

© Der/die Autor(en), exklusiv lizenziert an Springer-Verlag GmbH, DE, ein Teil   11
von Springer Nature 2023
R. Bartl, *Osteoporose*, essentials,
https://doi.org/10.1007/978-3-662-67211-2_2

75. Lebensjahr als Folge des Ausfalls der Ovarfunktion auf. Der Mangel an Östrogen führt zu einem stärkeren Knochenabbau, der vom Knochenanbau nicht mehr kompensiert werden kann (Abb. 2.1). In den ersten Jahren der Menopause beträgt der jährliche Knochenverlust 1–5 %. Dies bedeutet, dass die Frau vom 40. bis zum 70. Lebensjahr im Durchschnitt etwa 40 % ihrer Knochenmasse verliert. Beim Mann tritt eine starke Zunahme von Frakturen infolge der schleichend verlaufenden Andropause erst etwa 10 Jahre verspätet auf.

Die Osteoporose führte 2019 in Deutschland zu 688.000 registrierten Frakturen jährlich, davon ca. 67.000 Wirbelkörper- und 230.000 Oberschenkelfrakturen. Die tatsächlichen Frakturzahlen (vor allem die Wirbelfrakturen) dürften aber wesentlich höher liegen. So sind auf die Frakturen jährlich mehr Krankenhaustage zurückzuführen als beispielsweise auf Diabetes mellitus, Herzinfarkt und Brustkrebs zusammen.

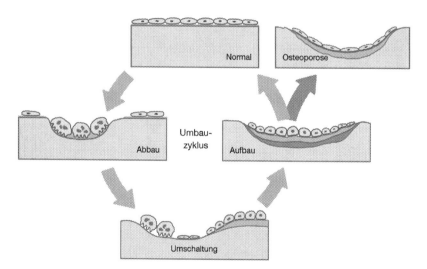

Abb. 2.1 Phasen des Knochenumbaus bei normaler und osteoporotischer Situation. Antiresorptive Substanzen reduzieren den osteoklasten Knochenabbau (links), osteoanabole Substanzen steigern bevorzugt den osteoblastischen Knochenaufbau (rechts)

2.2   Definition der Osteoporose

Die von den meisten Experten akzeptierte Definition der Osteoporose bei der postmenopausalen Frau lautet:

> „Die Osteoporose ist eine systemische Skeletterkrankung, die durch eine niedrige Knochenmasse und eine Verschlechterung der Mikroarchitektur des Knochengewebes charakterisiert ist, mit der Folge vermehrter Knochenbrüchigkeit." (NIH Consensus Development Panel on Osteoporosis Prevention, Diagnosis and Therapy 2001, JAMA 285(6):785–95) (Abb. 2.2).

Sind bereits eine oder mehrere Frakturen als Folge der Osteoporose aufgetreten, spricht man – und nur dann von einer **„manifesten Osteoporose".**

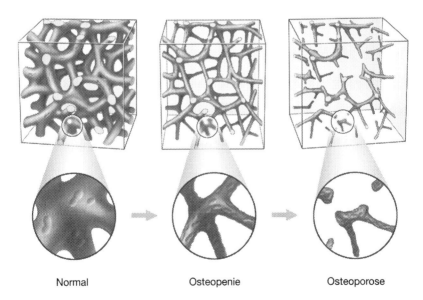

Normal   Osteopenie   Osteoporose

Abb. 2.2   Spongiöser Knochen (Trabekelwerk) eines Patienten mit normaler (links), osteopenischer (Mitte) und osteoporotischer (rechts) Knochenstruktur

Der Zusammenhang von Knochendichte und Frakturrisiko wurde inzwischen durch eine Reihe von prospektiven Studien belegt. Gemäß der Weltgesundheitsorganisation (**WHO**) wird die Osteoporose der postmenopausalen Frau daher nach den Werten der Knochendichtemessung festgelegt (1994):

„Eine Osteoporose liegt vor, wenn die Knochenmineraldichte an der LWS und/oder Hüfte um 2,5 Standardabweichungen (SD) unter dem statistischen Mittelwert gesunder prämenopausaler Frauen liegt (= T-Score)".

Gemessen wird mittels DXA-Methode an der Lendenwirbelsäule (L2–L4) und/oder Hüfte (Gesamtareal und Schenkelhals) (Abb. 2.3). Der niedrigere Wert entscheidet für die Diagnosestellung.

Eine konsequente Prävention, Diagnostik und Therapie der Osteoporose erspart dem Gesundheitssystem nicht nur enorme Kosten, sondern den Patienten auch viel unnötiges Leid und Immobilität!

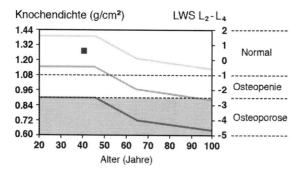

Abb. 2.3 DXA-Messung der Lendenwirbelsäule (L2–L4) mit Unterteilung der Knochendichte in „Normal" (T-score größer −1), Osteopenie (T-score kleiner/gleich −1, aber größer −2,5) und Osteoporose (T-score kleiner/gleich −2,5). Der T-score ist eine Standardabweichung und vergleicht den Patienten mit einem jungen Erwachsenen mit einer normalen mittleren Knochendichte

Risikofaktoren und Prophylaxe der Osteoporose

- Die DXA-Knochendichtemessung sagt eine Fraktur zuverlässiger voraus als der Cholesterinwert den Herzinfarkt oder ein hoher Blutdruck den Schlaganfall.
- Osteoporose sucht ihre Opfer nicht willkürlich aus. Einige Risikofaktorenkönnen wir nicht beeinflussen, andere Risikofaktoren sind aber beeinflussbar und können vermieden oder abgestellt werden!
- Der FRAX-Risikotest in Kombination mit der Knochendichte (DXA) und dem Alter des Patienten erlauben eine verlässliche Voraussage osteoporotischer Frakturen.
- Erbfaktoren beeinflussen die maximale Knochendichte, die Geometrie des Oberschenkelhalses, den Knochenumbau, den Zeitpunkt der Menopause und die Muskelstärke.
- Rauchen ist der Knochenterrorist Nummer 1. „Der Knochen vergißt keine Zigarette!
- Mit einem einfachen Vorsorgeprogramm kann die Knochengesundheit bewahrt und viele osteoporotische Frakturen bzw. Folgefrakturen vermieden werden. Aber, das Programm muß konsequent umgesetzt werden!

Noch vor wenigen Jahren wurde die Diagnose Osteoporose erst gestellt, wenn sich der Patient mit einer schmerzhaften Fraktur vorstellte. Heute leben wir gesundheitsbewusster und haben erkannt, dass das Erkennen und Abstellen von Risikofaktoren viele chronische Erkrankungen verhüten helfen. Studien haben gezeigt, daß die DXA-Knochendichtemessung eine spätere Fraktur sogar zuverlässiger vorhersagt als der Cholesterinwert einen Herzinfarkt oder ein hoher

R. Bartl, *Osteoporose*, essentials,
https://doi.org/10.1007/978-3-662-67211-2_3

Blutdruck einen Schlaganfall! Wir kennen genetische und erworbene Faktoren, die für die Entstehung einer Osteoporose verantwortlich sind:

3.1   Risikofaktoren, die wir nicht beeinflussen können

Familiäre Belastung Bisher gibt es noch keine klinisch anwendbaren genetischen Tests zur Beurteilung des Osteoporoserisikos. Die Anamnese einer proximalen Femurfraktur bei den Eltern gilt aber als prognostisch verlässlichste Angabe des genetischen Risikos für osteoporotische Frakturen.

Geschlecht und Alter Zwischen dem 30. und 35. Lebensjahr befindet sich der Knochenumbau etwa im Gleichgewicht. Danach beginnt der genetisch festgelegte Knochenschwund, etwas stärker und früher bei der Frau als beim Mann. Mit der Menopause und dem Abfall der Östrogenproduktion nimmt bei der Frau die Osteoporose mit Frakturen deutlich zu. Beim Mann nimmt das Frakturrisiko besonders nach dem 75. Lebensjahr zu und beträgt über 30 %.

Bereits vorliegende Frakturen Auch wenn wir die Ursache noch nicht kennen, so verdoppelt sich das Risiko für eine Folgefraktur, wenn eine vorausgegangene Fraktur bekannt ist. Es wurde gezeigt, dass eine einzige spontan aufgetretene Wirbelkörperfraktur das Risiko weiterer Wirbelkörperfrakturen um das 5-fache erhöht und 2 oder mehr Frakturen das Risiko sogar auf das 12-fache steigen lassen.

3.2   Risikofaktoren, die wir beeinflussen können

Chronischer Bewegungsmangel Fehlende körperliche Aktivität ist der wichtigste Risikofaktor für die Entstehung der Osteoporose. Dies gilt besonders für junge bettlägerige Patienten, die in wenigen Monaten bis zu 30 % ihrer Knochenmasse verlieren und häufig Jahre brauchen, ihre Ausgangsmasse an Knochen wieder zu erreichen.

Körpergewicht „Dünne Frauen, dünne Knochen": diesen Zusammenhang haben alle großen Osteoporose-Risiko-Studien belegt. Untergewichtige Frauen haben ein hohes Risiko für Knochenfrakturen, während übergewichtige Frauen weitgehend vor Osteoporose geschützt sind. Neben der höheren Gewichtsbelastung des Knochens („loading") werden adipöse Frauen durch die höhere Östrogenproduktion in den Fettzellen vor Osteoporose geschützt.

Knochendichte Das Risiko von Frakturen in Abhängigkeit von der Knochendichte (DXA-Methode) ist in vielen Studien untersucht worden. Vor allem die Kombination der Knochendichte mit anderen unabhängigen Risikofaktoren erlaubt heute eine sehr genaue Fraktur-Risikoeinschätzung (FRAX® calculator).

Depressive Stimmungslage Depression ist als ein wichtiger Risikofaktor für die Entstehung der Osteoporose erkannt. Studien konnten zeigen, dass Frauen mit schwerer, langjähriger Depression 6 % weniger Knochenmasse aufweisen als vergleichbare Frauen ohne Depression.

Zigaretten rauchen Rauchen verdoppelt das Osteoporoserisiko und ist daher ein wichtiger Risikofaktor für Frakturen. Man kennt nicht den genauen Mechanismus, durch den das Rauchen den Knochen schwächt. Wahrscheinlich müssen viele chemische Substanzen des Zigarettenrauchs verantwortlich gemacht werden. Nikotin hemmt die Östrogenproduktion, fördert den schnelleren Östrogenabbau in der Leber und bewirkt ein früheres Eintreten der Menopause. Es wird geschätzt, daß Rauchen das Lebensrisiko für Oberschenkelfrakturen bei der Frau um 31 % und beim Mann um 40 % steigert.

Alkoholismus Alkoholismus erhöht das Osteoporoserisiko erheblich. Ein entscheidender Grund ist zweifellos, dass Alkoholiker mangelernährt sind und an einem Leberschaden leiden. Junge Alkoholiker zeigen ein besonders hohes Frakturrisiko. Moderater Alkoholkonsum ist dagegen sogar mit einer leicht erhöhten Knochendichte verbunden.

Kaffeekonsum Regelmäßiger starker Koffeingenuss, also mehr als 4 Tassen Kaffee täglich, kann zur Entstehung der Osteoporose beitragen. Mit dem gleichzeitigen Gebrauch von Milch lässt sich dieses Risiko aber ausgleichen.

Fehlernährung Bei ungenügender Kalziumaufnahme durch die Nahrung wird Kalzium über das Parathormon aus dem Knochenspeicher mobilisiert, mit der Konsequenz einer negativen Knochenbilanz. Vor allem in der Jugend und während der Schwangerschaft ist es wichtig, den erhöhten Kalziumbedarf für den wachsenden Knochen über die Nahrung auszugleichen. Der Mangel an weiteren Mineralien und Vitaminen sowie eine zu hohe Phosphatzufuhr sind ebenfalls „Knochenräuber".

Hormone Eine früh einsetzende Menopause, natürlich oder operativ bedingt, ist ein wichtiger Risikofaktor. Beim Mann verursacht Testosteronmangel Osteoporose.

Medikamente Zahlreiche Medikamente schwächen den Knochen. Die wichtigsten Medikamentengruppen sind:

- Glukokortikoide!
- Aromatasehemmer
- Antidepressiva
- Heparine und Marcumar®
- Antiepileptika (Carbamezepin und Phenytoin)
- Immunmodulatoren (Cyclosporine und Tacrolimus)
- Protonenpumpenhemmer

Erkrankungen in nahezu allen medizinischen Disziplinen können mit Knochenschwund und einem erhöhten Frakturrisiko einhergehen.

Fallneigung und „Stolpersteine" im Umfeld Nahezu ein Drittel der älteren Personen fällt wenigstens einmal im Jahr. Ursachen eines Sturzes sind:

- Stolpern 50 %,
- Synkope 20 %,
- Verlust der Balance 13–20 %,

Die Anamnese multipler Stürze in der Vorgeschichte erhöht das Risiko für periphere Frakturen bei älteren Frauen und Männern besonders stark. Neben dem Schweregrad der Osteoporose entscheidet v. a. die Art des Fallens darüber, ob eine Fraktur resultiert.

10 Risikofaktoren haben sich für die Frakturvorhersage als nützlich erwiesen und sind im Therapieplan zu berücksichtigen:

- Weibliches Geschlecht
- Lebensalter
- Wirbelkörperfraktur (atraumatisch)
- Periphere Fraktur

- Hüftgelenksnahe Fraktur bei den Eltern
- Knochendichte (DXA)
- Multiple Stürze
- Nikotin
- Immobilität
- Untergewicht (BMI < 20)

3.3 Vorsorgeprogramm

Zu den allgemeinen und einfachen Maßnahmen, die die Knochenstabilität erhöhen und die Frakturrate reduzieren, zählen:

- **Rauchen einstellen!**
- **Regelmäßige körperliche Aktivität**
- Koordinationstraining bei muskuloskeletaler Insuffizienz
- Gezielte Sturzanamnese bei Älteren und Behandlung von Zuständen, die mit einer erhöhten Sturzgefahr einhergehen
- Verminderung der Sturzgefährdung durch adaptierte Hilfsmittel (Gehstützen) und Beseitigung von Stolperfallen in der Wohnung
- Vermeidung von Schenkelhalsfrakturen durch Tragen eines Hüftprotektors
- Ausreichender Aufenthalt im Freien zur Sicherung des Vitamin D-Bedarfs. Ab dem 60. Lebensjahr wird eine tägliche Zufuhr von 1000–2000 IE Vitamin D empfohlen.
- Zufuhr von täglich etwa 1000 mg Kalzium über kalziumreiche Kost.
- Vermeiden von Untergewicht (BMI < 20)
- Vermeidung oder individuelle Anpassung knochenschädigender Medikamente

Folgende 4 globale Ratschläge sind die Basis für gesunden Knochen:

- Don't smoke!
- Be active!
- Eat well!
- Take Vitamin D!

Klinik und Diagnostik der Osteoporose 4

- Anamnese und körperliche Untersuchung sind wie bei allen anderen Erkrankungen der Schlüssel zu einer rationalen, effektiven und kostenbewußten Diagnostik.
- Eine ausführliche Anamnese gibt wertvolle Hinweise auf eine sekundäre Osteoporose. Begleitkrankheiten, Medikamente und Lebensstil müssen abgefragt werden.
- Eine Abnahme der Körpergröße >4 cm ist immer verdächtig auf abgelaufene Wirbelkörperfrakturen und muß mittels Bildgebung abgeklärt werden.
- Laborwerte sind vor allem zur Abklärung einer sekundären Osteoporose nötig.
- Knochenumbaumarker sind eine wertvolle Ergänzung der Knochendichtemessung und reflektieren die Progressivität einer Osteoporose.
- Die Entnahme der Knochen(mark)biopsie erfolgt heute unproblematisch am hinteren Beckenkamm mittels der Jamshidi-Nadel.

4.1 Diagnostische Strategie bei der Abklärung der Osteoporose

Eine frühe Diagnosestellung ist entscheidend für die erfolgreiche Behandlung der Osteoporose. So selbstverständlich wie wir heute eine Krebsvorsorge durchführen, so wichtig ist es bei der Osteoporosevorsorge, zuverlässige Informationen über Stärke oder Schwäche des Knochens zu gewinnen – erst recht, wenn Risikofaktoren vorliegen. Folgende Schlüsselfragen müssen bei der Abklärung einer Osteoporose beantwortet werden:

• Wie hoch ist die Knochenmasse (Schweregrad des Knochenschwunds)?
• Wie hoch ist die Knochenverlustrate (Aggressivität der Osteoporose)?
• Liegen bereits Frakturen vor (manifeste Osteoporose)?
• Liegt eine sekundäre Osteoporose vor (Krankheiten, Medikamente)?
• Sind die Veränderungen noch reversibel?

4.2   Anamnese

Für die Abklärung der Osteoporose ist eine sorgfältige **Familienanamnese** erforderlich, um genetische Einflüsse zu eruieren. Ein wichtiger Risikofaktor bei Osteoporose ist z. B., wenn bei den Eltern eine Hüftfraktur auftrat. Die **Eigenanamnese** beginnt mit der Darstellung des Anliegens und der Beschwerden durch den Patienten selbst. Häufig wird von Patienten spontan der Umfang bereits erfolgter ärztlicher Diagnostik, Klinikaufenthalte und Therapieversuche berichtet. Die vom Patienten vorgelegten Arztbriefe sind sorgfältig zu prüfen und zu besprechen.

> Heute muß bereits ein Großteil der in der Praxis zur Verfügung stehenden Zeit damit verwendet werden, medizinische Informationen, die der Patient aus Internet und Presse gesammelt hat, zu kommentieren, zu gewichten und richtig einzuordnen. Dies trifft vor allem auf Nebenwirkungen von Medikamenten (Beipackzettel) zu.

Erst dann schließt sich eine Reihe standardisierter Fragen zu Schmerzen, Funktionseinschränkungen, Frakturen, Allgemeinsymptomen, Medikamenten, Laborbefunden und Begleiterkrankungen an.
Folgende Fragen sollten im **Gespräch** zur Abklärung einer Osteoporose gestellt werden:

• Wie groß und wie schwer sind Sie? (Notwendige Angaben für die spätere DXA-Messung)

- Ist in der engen Verwandtschaft ein Oberschenkelbruch aufgetreten oder ist eine Osteoporose bekannt?
- Haben Sie in den letzten Jahren einen Knochenbruch erlitten (z. B. Rippen, Wirbel, Oberschenkel, Unterarm)
- Sind Sie auffallend häufig gestürzt?
- Haben Sie in den letzten Jahren an Körpergröße abgenommen (mehr als 4 cm)?
- Leiden Sie an internistischen (Niere, Leber, Schilddrüse, Herz, Lunge) oder neurologischen (Lähmungen, Epilepsie, Multiple Sklerose) Erkrankungen?
- Müssen Sie „Kortison" (z. B. Prednison) als Tabletten einnehmen? Welche anderen Medikamente müssen Sie einnehmen?
- Rauchen Sie oder trinken Sie übermäßig Alkohol?
- Haben oder hatten Sie eine Essstörung? Wie ernähren Sie sich?
- Haben oder hatten Sie eine bösartige Erkrankung, z. B. Brustkrebs?
- Bei Frauen: Liegt oder lag eine normale Regelblutung vor?
- Haben Sie ausreichend Bewegung?
- Haben Sie in letzter Zeit auffallende schmerzhafte Rückenbeschwerden?

4.3 Körperliche Untersuchung

Der massive Höhenverlust bei Osteoporose (>4 cm) ist in der Regel durch Sinterung der Wirbelsäule bedingt. Bei der Osteoporose ist der Scheitel-Sohlen-Abstand entsprechend verkürzt, nicht dagegen die Armspannweite. Durch Rumpfverkürzung kann der untere Rippenbogen sogar den Beckenkamm schmerzhaft berühren. Eine deutlich längere Armspannweite weist daher auf Größenverlust der Wirbelsäule hin. Dabei kommt es zu charakteristischen Hautfalten vom Rücken zu den Flanken (**„Tannenbaumphänomen"**) sowie zur Vorwölbung des Bauchs (**„Osteoporose-Bäuchlein"**). Die Höhenminderung der Wirbelkörper führt zu einer schmerzhaften Berührung der Dornfortsätze (**Baastrup-Syndrom,** „kissing spine"). Der Körperschwerpunkt liegt weiter vorne, der Gang ist unsicher, langsam und kleinschrittig, um stärkere Erschütterungen der Wirbelsäule zu vermeiden. Mit der Gangunsicherheit ist ein erhöhtes Fall- und Frakturrisiko verbunden. Der keilförmige Einbruch der Brustwirbel (Keilwirbel) führt zum typischen **Rundrücken** („Witwen-" bzw. „Witwerbuckel") (Abb. 4.1). Außer Osteoporose gibt es noch andere Ursachen für eine Abnahme der Körpergröße: Schlechte Körperhaltung, schlaffe Muskulatur und Bandscheibendegeneration.

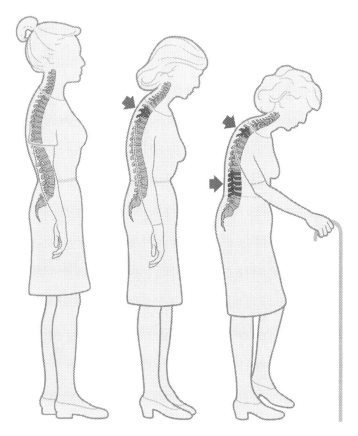

Abb. 4.1 Typische Veränderungen der Körperhaltung und Körpergröße bei der Entwicklung einer manifesten Osteoporose

4.4   Bildgebende Verfahren

Konventionelles Röntgen findet vor allem in der Traumatologie (Frakturdiagnostik, Stellungskontrolle) und in der Darstellung von strukturellen Knochenkrankheiten Anwendung. Häufig sind Aufnahmen der gesunden Gegenseite zum Vergleich für die Diagnostik weiterführend. **Vorteile** sind die breite Verfügbarkeit und geringe Kosten. **Nachteile** sind die Anwendung ionisierender Strahlung, Überlagerungs- und Summationseffekte sowie die fehlende Darstellung von

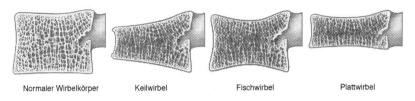

Normaler Wirbelkörper   Keilwirbel   Fischwirbel   Plattwirbel

Abb. 4.2 Formen der Wirbelfrakturen bei Osteoporose: Keil-, Fisch- und Plattwirbel

Weichteilen. Röntgenaufnahmen des Skeletts zeigen Verluste an Knochensubstanz erst, wenn bereits 30–40 % verloren gegangen sind. Für eine Frühdiagnose der Osteoporose sind sie daher nicht geeignet. Sie sind aber sehr wertvoll, bereits abgelaufene stumme Frakturen oder Einbrüche nach Art und Lage zu entdecken Die wichtigsten Formen von Wirbelkörperfrakturen sind in Abb. 4.2 zusammengestellt. Die **Graduierung der Wirbelkörperfrakturen nach Genant** geht mit in die Indikationsstellung einer medikamentösen Therapie ein und kann bei der seitlichen Darstellung der gesamten Wirbelsäule in der DXA-Messung automatisch analysiert werden. Unterschieden werden 3 Grade der ventralen Höhenminderung: <25, 25–40 und >40 %. Im **Singh-Index** wird die progrediente Rarefizierung der Spongiosazüge bzw.-trajektorien am proximalen Femur quantifiziert.

Die **Computertomographie** (CT) lässt besonders gut die Knochenstruktur (Spongiosa versus Kompakta), degenerative Veränderungen und das Ausmaß von Frakturen analysieren. **Vorteile** sind die weite Verbreitung und schnelle Verfügbarkeit, die kurze Untersuchungsdauer, gute Darstellung der verkalkten Knochenbestandteile und Weichteilverkalkungen. **Nachteile** sind die Verwendung ionisierender Röntgenstrahlen sowie jodhaltiger Kontrastmittel. Die **Magnetresonanztomographie** (MRT) ist frei jeglicher Strahlenbelastung, dient v. a. der Darstellung des Knochenmarks und ermöglicht die Unterscheidung von Fettmark, Ödem und blutbildendem Mark (Abb. 4.3). **Vorteile** sind fehlende Röntgenstrahlung und sehr guter Weichteilkontrast, sowie Darstellung in verschiedenen. Ein praktischer **Nachteil** ist die Klaustrophobie und die Geräuschentwicklung. Bei Darstellung der gesamten Wirbelsäule ist daher ein offenes MRT-Gerät vorteilhaft. Bei Verwendung von gadoliniumhaltigem Kontrastmittel muß vor der Untersuchung eine Niereninsuffizienz ausgeschlossen sein. Ein künstliches Gelenk, eine Osteosynthese oder moderne Herzschrittmacher (Abschaltung unter Kontrolle möglich) sind heute keine absoluten Kontraindikationen mehr für die Durchführung einer MRT. Die **Domäne** der MRT ist die Darstellung von

Weichteilprozessen (entzündliche oder tumoröse Infiltrate im Knochenmark). Sie ist die Methode der Wahl zur Abklärung von Befallmustern maligner Knochenmarkprozesse (multiples Myelom, Lymphome, Leukämien, Metastasen), zur Diagnosestellung eines lokalen ödematösen Prozesses (transiente Osteoporose, Frühform eines Morbus Sudeck, Knochenmarködem), einer Osteomyelitis, einer Osteonekrose (mittels Perfusions-MRT) sowie zum Nachweis einer frischen Wirbelkörperfraktur mit reaktivem Knochenmarködem.

Die **Skelettszintigraphie („Bone Scan")** wird zur Erkennung lokaler Knochenläsionen oder Frakturen eingesetzt. Ihr Vorteil liegt in einer raschen Beurteilung des gesamten Skeletts. Wegen der begrenzten strukturellen Darstellung bleibt die Abklärung einer „Anreicherung" weiteren bildgebenden Verfahren vorbehalten.

Abb. 4.3
Gesamtdarstellung der
gesamten seitlichen
Wirbelsäule im offenen
MRT-Gerät. Nachweis von
Deckplatteneinbrüchen
BWK1 und 2 bei einem
Patienten mit
Rückenschmerzen

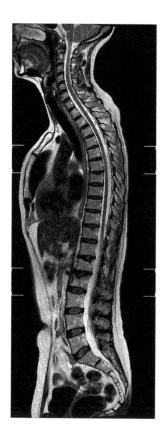

4.5 Labordiagnostik

Laborchemische Parameter Bei der primären Osteoporose sind die üblichen Labortests in Blut und Urin im Normbereich. Die Bedeutung der Laborchemie liegt daher v. a. in der Abklärung sekundärer Osteoporosen, Folgendes laborchemisches Screening sollte bei Osteoporoseverdacht regelmäßig durchgeführt werden:

- Blutkörperchensenkung/CRP und kleines Blutbild
- Kalzium, Phosphat und alkalische Phosphatase (Serum)
- Glukose, Transaminasen und γ-GT (Serum)
- Kreatinin (Serum), bei erhöhten Werten Kreatinin-Clearance.

Nur bei entsprechender Indikation werden folgende Serumtests zusätzlich durchgeführt:

- T3, T4 und TSH
- Östrogen und/oder Testosteron
- Vitamin-D-Metabolite (25-Hydroxy-Vitamin D und Calcitriol)
- Parathormon
- Elektrophorese und Immunelektrophorese
- Eisen und Ferritin
- Prolactin
- Tryptase.

Wird alter Knochen abgebaut und neuer Knochen gebildet, so entstehen Ab- und Anbauprodukte des Kollagens, die **„Knochenmarker".** Diese Produkte können im Blut und Urin nachzuweisen werden und erlauben die Unterscheidung von „high-" und „low-turnover"-Osteoporosen. Vor allem können damit die richtige Medikamenteneinnahme und das Ansprechen der Therapie rasch beurteilt werden. **Parameter der Knochenneubildung** sind v. a. die alkalische Knochenphosphatase, Osteocalcin, Osteonectin und P1NP. Osteocalcin wird von den Osteoblasten produziert und weist einen Tagesrhythmus auf. Als **Parameter des Knochenabbaus** dienen v. a. Kollagenbausteine und Kollagen-Quervernetzungsprodukte („Cross-links"), die in das Blut freigesetzt und mit dem Urin ausgeschieden Erhöhte Knochenmarker im Blut vor allem in Kombination mit der Knochendichte haben sich in Studien als ein unabhängiger Risikofaktor für Frakturen erwiesen.

Genetische Faktoren sind zu 80 % bei der Ausprägung der maximalen Knochendichte verantwortlich. Es gibt aber immer noch keine genetische Untersuchung, die in der Routinediagnostik der Osteoporose sinnvoll wäre.

4.6 Knochenbiopsie

Um kein Missverständnis aufkommen zu lassen: die Diagnosestellung einer Osteoporose ist Domäne der Klinik und der DXA-Knochendichtemessung. Trotzdem wird derzeit der Wert einer Knochenbiopsie bei der Abklärung von Knochenkrankheiten unterschätzt. Die Gewinnung von Knochen- und Knochenmarkbiopsien ist heute mit dem Einsatz der **„Jamshidi-Nadel"** einfach und komplikationslos. Zudem kann die Jamshidi-Nadel ambulant durchgeführt. Histologisch abgeklärt werden muss v. a. der Verdacht auf eine Mineralisationsstörung oder einen metastasierenden Prozess.

Ein niedriger DXA-Wert muß nicht immer Osteoporose sein! Nicht selten werden Patienten mit einer Osteomalazie oder einem multiplen Myelom irrtümlich als „Osteoporose" diagnostiziert und jahrelang falsch therapiert!

Bei folgenden klinischen Situationen liefert eine Knochenbiopsie wertvolle Informationen:

- Extreme Knochenbrüchigkeit bei ungewöhnlichen Umständen (z. B. bei jungen Personen mit auffälligen Laborbefunden)
- Verdacht auf einen Mineralisationsdefekt
- Niedrige Knochendichte in Kombination mit generalisierten Knochenschmerzen
- Beurteilung des Therapieerfolges bei einem Malabsorptionssyndrom
- Histologische Charakterisierung der renalen Osteodystrophie
- Abklärung einer seltenen metabolischen oder angeborenen Osteopathie
- Unklare sekundäre Osteoporosen (z. B. Mastozytose)
- Abklärung des Verdachtes auf Knochenmetastasierung.

DXA-Knochendichtemessung und andere Techniken

5

- Die Diagnose der Osteoporose wird heute mittels einer DXA-Knochendichtemessung der LWS und Hüfte gestellt („Goldstandard").
- Osteoporose liegt dann vor, wenn die Knochendichte von LWS und/oder Hüfte um mehr als die 2,5-fache Standardabweichung (SD) unter der gesunder junger Erwachsenen liegt.
- Die DXA-Meßmethode ist einfach, nicht invasiv, schnell, preiswert, genau, strahlungsarm und steht heute flächendeckend zur Verfügung.
- Zusätzlich zur obligaten DXA-Messung können die Messung der gesamten seitlichen Wirbelsäule (Vertebrale Frakturanalyse, VFA), die Analyse der Spongiosastruktur (Trabecular Bone Score, TBS) und der FRAX®-Risikotest integriert werden.
- Die HA-Werte der QCT-Methode sind nicht mit den T-score der DXA-Messung gleichzusetzen! Die QCT-Methode weist eine wesentlich höhere Strahlenexposition auf kombiniert mit unnötigen Mehrkosten für den Patienten.
- Die QUS der Ferse kann als „Screening" zur Frakturvorhersage verwendet werden. Sie erlaubt aber nicht die Diagnosestellung und erst recht nicht die Therapieindikation einer Osteoporose.

5.1 Methoden zur Knochendichtemessung

Die einzige Möglichkeit, die Diagnose einer Osteoporose früh zu stellen, also vor Auftreten von symptomatischen Frakturen, ist die **Knochendichte** direkt zu messen. Knochendichtemessungen (**„Bone Mineral Density Tests", BMD**) analysieren den Knochen in verschiedenen Arealen des Skeletts und erlauben eine Risikoaussage für spätere Frakturen in diesen Bereichen. Schon die Verminderung der Knochendichte um 10 % geht mit einer Verdopplung des Frakturrisikos im Bereich der Wirbelsäule und mit einer Verdreifachung im Bereich des Oberschenkelhalses einher. Wenn bereits eine Fraktur vorliegt, wird diese Messung eingesetzt, um die Diagnose einer Osteoporose zu bestätigen und den Schweregrad festzulegen. Die Knochendichtemessung gibt folgende **Informationen:**

- Sie entdeckt eine Osteopenie oder eine Osteoporose noch vor Auftreten von Frakturen.
- Sie sagt das Risiko einer späteren Osteoporose voraus.
- Sie zeigt die Rate des Knochenverlusts („Progression") in Kontrollmessungen.
- Sie dokumentiert die Wirksamkeit oder auch Erfolglosigkeit einer Behandlung.
- Sie erhöht die Compliance des Patienten und des Arztes.

5.2 DXA-Messung (Dual Energy X-ray Absorptiometry)

Die **DXA-Methode,** auch DEXA genannt, ist heute die populärste und ausgereifteste Messmethode (Abb. 5.1). Zwei Energiestrahlen unterschiedlicher Intensität werden durch das Skelett hindurchgeschickt. Aus der Menge der Strahlung, die durch den Knochen gelangt, kann die Masse des Mineralgehalts des Knochens mittels Computer errechnet werden. So kann der weichteilbedingte Absorptionsanteil (unterschiedliche Mengen an Fett- und Muskelgewebe) ermittelt und eliminiert werden. Zuverlässigkeit und Genauigkeit einer Messung hängen von folgenden Faktoren ab:

- vom Gerätetyp (Pencil- oder Fan-Beam-Technik),
- von der regelmäßigen (täglichen) Eichung am Phantom,
- von der Mitarbeit des Patienten (ruhiges Liegen),
- von der genauen Lagerung und Einstellung durch den Untersucher und
- vom Ausmaß der Osteoporose (je geringer die Knochenmasse, desto ungenauer die Messung!).

Gemessen werden die Lendenwirbelsäule von vorne und die rechte und/oder linke Hüfte (Abb. 5.2). Wichtige **Vorteile** dieser Methode sind:

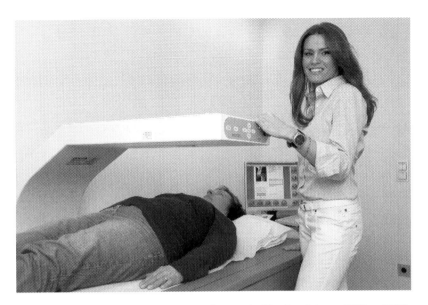

Abb. 5.1 DXA-Gerät in meiner Praxis zur Messung der Knochendichte an LWS und Hüfte

- Sie ist nicht invasiv und stellt keine Belastung für den Patienten dar.
- Sie ist schnell (wenige Minuten) durchzuführen.
- Sie ist preiswert: Die Messung von LWS und Hüfte kostet etwa 30,00 €.
- Sie hat eine sehr geringe Strahlenbelastung (1–3 mRem, entsprechend nur $^1/_{10}$ bis $^1/_{100}$ einer normalen Röntgenaufnahme).
- Sie misst die für die Osteoporose empfindlichsten und frakturgefährdetsten Skelettareale: Lendenwirbelsäule L1–L4 und Hüfte (Gesamtfemur und Femurhals).
- Sie misst sehr genau und ist daher ideal für Kontrollmessungen (Richtigkeit 2–6 %, Präzision 1–3 %).
- **Sie ist die von der WHO und der NOF einzig anerkannte Standardmethode zur Definition der Osteoporose, zur Stellung der Therapieindikation und zur Kontrolle des Therapieerfolges.**
- Die erweiterte Hüftanalyse beinhaltet neben den standardisierten BMD-Hüftregionen weitere wichtige Messpunkte: Hüftachsenlänge, Hüftstärkeindex und obere Hälfte des Schenkelhalses).
- Bei seitlicher Lagerung kann die gesamte Wirbelsäule abgebildet und so klinisch stumme Wirbelkörperfrakturen erkannt werden.

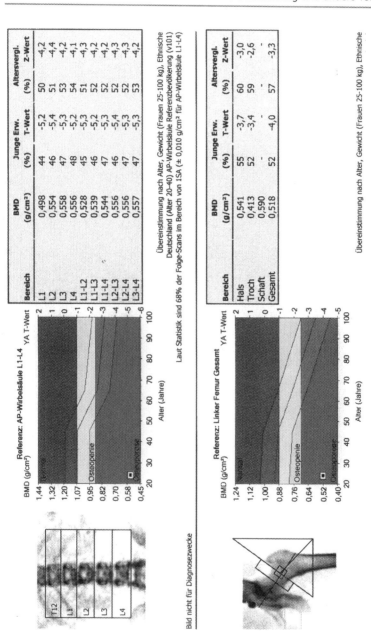

Abb. 5.2 DXA-Messung der LWS und Hüfte mit Angaben der Knochendichte (BMD) sowie der T- und Z-Werte

Der einzige **Nachteil** der DXA-Messung ist die integrale Messung des zu
untersuchenden Skelettareals. Es ist manchmal nicht genau zu erkennen, ob
auch Kalkstrukturen (Aortenkalk, verkalkte Lymphknoten oder Muskelanteile,
Spondylophyten), gutartige symptomlose Knochentumore (Osteome) oder andere
absorbierende Substanzen (Metall-Kleiderverschlüsse, röntgendichte Kontrastmittel, Kalziumtabletten, Knochenzement, Osteosynthesen usw.) in die Messung mit
eingehen. Diese „**Fallstricke**" werden durch eine vorausgehende Röntgenaufnahme vermieden. Neue DXA-Geräteentwicklungen können auch in seitlicher
Projektion messen und durch höhere Bildauflösung die Struktur der Wirbelkörper
und der Hüfte darstellen.

5.3   Andere Techniken der Knochendichtemessung

Die **quantitative Computertomographie (QCT)** erlaubt eine Unterscheidung
von spongiösem und kompaktem Knochen. Diese Methode dauert ungefähr
20 min und hat eine höhere Strahlenbelastung (100–300 mRem) als die DXA-
Untersuchung, ist also für häufige Kontrollmessungen nicht so geeignet. Messun-
gen im Hüftbereich sind mit den üblichen Geräten nicht möglich. Die gemessenen
Werte können und dürfen nicht als T-Score angegeben werden, sondern werden als Masse an Hydroxylapatit (HA) pro Volumeneinheit berechnet. Gegenüber
der DXA-Methode misst die QCT-Methode in der Regel um mehr als eine SD
niedriger.

    Spezielle kleine CT-Geräte (pQCT) stellen die Knochenstruktur in der Peri-
pherie (Extremitäten) dar. Die peripheren Messergebnisse dürfen aber nicht
unkritisch auf das Gesamtskelett übertragen werden. Sie erlauben nicht die Diagnosestellung einer Osteoporose und erst recht nicht die Indikationsstellung
einer Therapie. Damit ist diese Methode in der Praxis für die Betreuung von
Osteoporosepatienten ungeeignet.

    Bei der **quantitativen Ultraschallmessung (Quantitative ultrasound, QUS)**
werden nicht nur die Absorption, sondern auch die Geschwindigkeit und die
Reflexion der Schallwellen im Knochen und auf der Knochenoberfläche gemessen. Die Ultraschallmethode eignet sich daher für gut zugängliche Knochen wie
Kalkaneus, Radius, Tibia und Phalangen. Die Methode war wegen der fehlenden Strahlenbelastung und der Einfachheit der Anwendung populär. Sie wird
wegen ihrer einfachen Anwendung und der fehlenden Röntgenstrahlung häufig
als Screening-Methode eingesetzt, kann aber die DXA-Messung im Bereich der
Wirbelsäule und Hüfte nicht ersetzen.

Die Diagnose einer generalisierten Osteoporose darf niemals mit einem
einzelnen peripheren Messwert gestellt werden!
DXA-Messungen zur Therapiekontrolle müssen immer an derselben
Stelle und mit demselben Messgerät durchgeführt werden.

5.4   Indikationen zur DXA-Knochendichtemessung

Die DXA-Messung wird derzeit allen Frauen mit mehreren Risiken empfohlen,
z. B. wenn die Frau in der Postmenopause keine Östrogensubstitution erhält,
früh in die Menopause kommt oder eine Familienanamnese mit Osteoporose
vorweist. Nach der **NOF** (National Osteoporosis Foundation, USA) wird eine
DXA-Messung folgenden **Frauen** empfohlen:

- allen Frauen >65 Jahre (unabhängig von Risikofaktoren),
- allen postmenopausalen Frauen <65 Jahre mit mindestens einem Risikofaktor,
- allen postmenopausalen Frauen mit Frakturen,
- allen Frauen, die sich eine Osteoporosetherapie überlegen und ihre Entscheidung von einer BMD abhängig machen sowie
- allen Frauen mit einer langjährigen Hormontherapie.

Bei **Männern** wird eine DXA-Messung bei folgenden Situationen empfohlen:

- Älter als 50 Jahre mit Nachweis einer „low trauma" Fraktur oder mit
  Risikofaktoren für eine Fraktur,
- Älter als 70 Jahre ohne Nachweis einer „low trauma" Fraktur und ohne
  Risikofaktoren für eine Fraktur.

Weitere Indikationen unabhängig vom Alter sind nach unserer Erfahrung folgende
Situationen:

- unklare Abnahme der Körpergröße im Alter,
- unklare Rückenschmerzen,
- schlanke Raucherinnen,
- früher aufgetretene Frakturen,
- Gelenkerkrankungen mit Bewegungseinschränkung,

- langzeitige Einnahme von Medikamenten wie **Kortison,** Marcumar, Heparin oder Antiepileptika (länger als 0,5 Jahre),
- Schilddrüsen- und Epithelkörperchenüberfunktion,
- Patienten nach Transplantation, v. a. Niere, Leber, Herz und Knochenmark,
- niedrige Sexualhormonwerte in jüngeren Jahren oder frühe Menopause,
- chronische Erkrankungen oder Operationen, die Knochenschwund auslösen können, z. B. Dünndarmerkrankungen und Magenoperationen,
- Anorexia nervosa,
- Diabetes mellitus und
- chronische Niereninsuffizienz

Strategien in der medikamentösen Therapie der Osteoporose

- Die „Säulen" der Osteoporosebehandlung sind: Ernährung, körperliches Training, Sturzprophylaxe, Schmerztherapie, Kalzium und Vitamin D, Antiosteoporotika, Monitoring, Rehabilitation und Selbsthilfe.
- Eine Vielzahl effektiver Medikamente, die nach ihrer antiresorptiven oder osteoanabolen Wirkung eingeteilt werden, steht zur Verfügung.
- Neuentwicklungen wie Romoszumab durchbrechen das „coupling" der Knochenzellen und wirken sowohl antiresorptiv als auch osteoanabol.
- Goldstandard in der medikamentösen Therapie sind nach wie vor stickstoffhaltige Bisphosphonate (BP), wobei eine intravenöse Applikation der oralen vorzuziehen ist.
- Langzeit-Nebenwirkungen der antiresorptiven Substanzen wie z. B. Kiefernekrosen (ONJ) oder Oberschenkelschaftfrakturen (AFF) sind extrem selten.
- Die Dauer der Medikamenteneinnahme sollte den Zeitraum umfassen, für den ein hohes Frakturrisiko besteht und grundsätzlich mindestens 3–5 Jahre betragen. Die Fortführung der Therapie nach 5 Jahren hängt vom aktuellen Schweregrad der Osteoporose und der klinischen Situation ab. Eine Therapiepause („drug holiday") ist nach 5 Jahren zu diskutieren.

6.1 Überblick über die derzeitigen medikamentösen Therapiekonzepte

Die Diagnosestellung der Osteoporose basiert auf:

© Der/die Autor(en), exklusiv lizenziert an Springer-Verlag GmbH, DE, ein Teil von Springer Nature 2023
R. Bartl, *Osteoporose*, essentials,
https://doi.org/10.1007/978-3-662-67211-2_6

- DXA-Knochendichtemessung der LWS und/oder Hüfte,
- Ausreichend Risikofaktoren (z. B. FRAX® Algorithmus)
- Vorliegen osteoporotische Frakturen (Wirbelkörper, Hüfte, Becken)

Es folgt die **Erstellung des Therapiekonzeptes** mit der Wahl eines passenden Medikamentes. Alle Antiosteoporotika haben zum Ziel, eine positive Bilanz zwischen Knochenabbau und Knochenaufbau und damit eine Zunahme der Knochendichte zu erreichen. Neu Medikamente verbessern zusätzlich die Qualität der Knochenstruktur und damit die Knochenqualität. Folgende **Fragen** sind mit dem Patienten zu klären. Danach richtet sich die Therapiestrategie und der Einsatz eines erfolgversprechenden Medikamentes:

- Ist die Diagnose Osteoporose mit der richtigen Meßmethode (DXA) gestellt worden?
- Welches Risikoprofil liegt vor?
- Liegen bereits Frakturen vor und sind sie noch reversibel?
- Ist eine Osteomalazie (Vitamin D-Mangel) ausgeschlossen?
- Ist eine sekundäre Ursache der Osteoporose ausgeschlossen?
- Ist die Indikation zur medikamentösen Therapie gegeben?
- Wahl eines antiresorptiven oder osteoanabolen Medikamentes?
- Welche Applikationsform ist empfehlenswert („Compliance")?
- Welche Nebenwirkungen sind bekannt, wie häufig, wie vermeidbar?
- Bestehen beim Patienten Ängste vor Nebenwirkungen und wie kann er von der Notwendigkeit des Medikamentes überzeugt werden?
- In welchen Abständen ist die Therapiekontrolle sinnvoll?
- Wann ist eine Pause („drug holiday") und wann ein Wechsel des Medikamentes sinnvoll?

Zur Therapie der Osteoporose steht heute eine Vielzahl von Medikamenten zur Verfügung, die aufgrund ihrer **Wirkungsmechanismen** folgende Effekte aufweisen:

- Optimierung des Knochenumbaus,
- Steigerung der Knochendichte,
- Verbesserung der Knochenqualität sowie
- Reduktion des Frakturrisikos – vertebral und nichtvertebral.

Alle Antiosteoporotika haben gemeinsam, dass ihre therapeutische Wirkung nur ab einem DXA-Knochendichtemesswert von kleiner als $-1{,}5$ bis -2 (T-Score) belegt ist. Die DXA-Messung dient somit nicht nur der Diagnosestellung und der Abschätzung des Frakturrisikos, sondern prüft auch, ob die Voraussetzungen für den Erfolg einer medikamentösen Therapie gegeben sind.

Antiosteoporotika können in 3 Gruppen eingeteilt werden (Abb. 6.1):

- **Antiresorptive Substanzen:** Bisphosphonate (BP), Raloxifen, Kalzitonine, Kalzium, Vitamin D, Vitamin-D-Metabolite, Statine, Östrogene, Östrogen/Gestagen und Tibolon, Denosumab, Kathepsin K-Inhibitoren.
- **Osteoanabole Substanzen:** Parathormon, Teriparatid, Abaloparatid, Fluoride, Strontium, Anabolika und Testosteron.
- **Antiresorptive und osteoanabole Substanz:** Romosozumab

Während die antiresorptiven Medikamente den Knochenumbau reduzieren (bei insgesamt positiver Knochenmassenbilanz), stimulieren die osteoanabolen Medikamente den Knochenumbau, wobei die Aktivierung der Osteoblasten dominiert. Der Sklerostin-Antikörper Romosozumab hat die ideale Eigenschaft einer gleichzeitigen antiresorptiven und anabolen Wirkung und ist in Europa bereits ab Dezember 2019 zugelassen.

Durch den Einsatz präventiver und medikamentöser Maßnahmen soll das Auftreten krankheitsspezifischer Komplikationen (low trauma Frakturen) verhindert werden. Aus klinischen und versicherungsrechtlichen Gründen müssen folgende Stadien voneinander abgegrenzt werden:

- **Primärprävention:** Maßnahmen zur Verhinderung der Krankheitsentstehung
- **Sekundärprävention:** Maßnahmen zur Verhinderung klinischer Komplikationen: Vermeidung von Frakturen bei bereits (meßtechnisch) diagnostizierter Krankheit
- **Tertiärprävention:** Maßnahmen zur Verhinderung weiterer Spätkomplikationen (Folgefrakturen) bei bereits aufgetretener erster low trauma Fraktur.

Die wichtigsten **Ziele einer Therapie** für den Patienten sind je nach Stadium der Osteoporose:

- Verhinderung des Knochenschwundes und Stimulierung des Knochenaufbaus
- Verhinderung osteoporotischer Frakturen und Folgefrakturen
- Verminderung von Beschwerden und Folgen der Frakturen und Deformierungen
- Reduktion der damit verbundenen Komorbidität und Letalität
- Verbesserung der physischen, psychischen und koordinativen Situation.

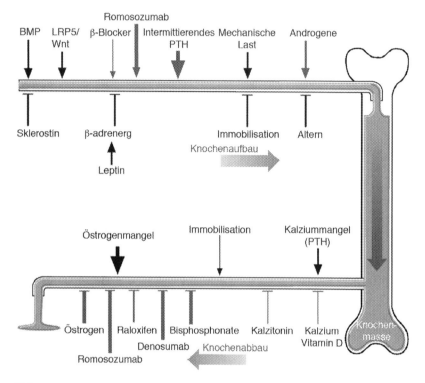

Abb. 6.1 Antiresorptive und osteoanabole Antiosteoporotika, physiologische Faktoren und ihre Einflüsse auf Knochenumbau und Knochendichte

Ein erfolgreiches **Behandlungskonzept der Osteoporose** umfasst vielfältige Aspekte:

- Schmerztherapie mit psychischer Betreuung,
- Bewegungstherapie und Gymnastik,
- Sturzprophylaxe,
- Gesundheitsorientierter Lebensstil,
- Knochenbewusste Ernährung,
- Vitamin-D- und Kalzium-Substitution,
- Hormonersatztherapie (HRT) erwägenswert, für maximal 4 Jahre,
- Antiresorptive Therapie (BP, Denosumab, Raloxifen),
- Osteoanabole Therapie (Teriparatid, Romosozumab),

- Rehabilitation und
- Selbsthilfe.

> Geduld und Beharrlichkeit sind für Patient und Arzt die wichtigsten
> Eigenschaften, um die Osteoporose zu besiegen!

6.2 Überblick über Antiosteoporotika

Am besten geprüft und in den Leitlinien als effektiv eingestuft („A-klassifiziert")
sind folgende **Medikamente mit ihren Handelsnamen:**

- Östrogen- oder Östrogen/Gestagen-Präparate (HRT) bei postmenopausalen
  Frauen jünger als 60 Jahre und mit hohem Frakturrisiko
- Alendronat (Fosamax$^{®}$ oder Generika 70 mg Wochentablette)
- Risedronat (Actonel$^{®}$ oder Generika 35 mg Wochentablette)
- Ibandronat (Bonviva$^{®}$ oder Generika 150 mg Monatstablette und Bonviva$^{®}$
  oder Generika 3 mg Vierteljahresspritze)
- Zoledronat (Aclasta$^{®}$ 5 mg Jahresinfusion)
- Denosumab (Prolia$^{®}$ 60 mg s.c. halbjährlich)
- Raloxifen (Evista$^{®}$, Optruma$^{®}$ oder Generika 60 mg Filmtablette)
- Teriparatid (Forsteo$^{®}$ 20 µg s.c. Pen tgl.) bei schwerer postmenopausaler
  Osteoporose
- Romosozumab (Evenity$^{®}$ 210 mg s.c. monatlich, insgesamt 12 Injektionen)

Die wichtigsten **Nebenwirkungen** dieser Medikamente sind:

- Orale BP: Ösophagitis, gastrointestinale Symptome
- Intravenöse BP: grippeartige Symptome („Akute Phase Reaktion"), Kie-
  fernekrosen (bei Osteoporose sehr selten!), Nierenfunktionsstörung (vorher
  Bestimmung des Kreatinin-Wertes im Serum bzw. Kreatininclearance, GFR
  und reichlich trinken)
- Raloxifen: Thrombosen, Thromboembolien
- Teriparatid: Übelkeit, Gliederschmerzen, Hyperkalzämie
- Östrogen: höheres Risiko für Myokardinfarkt, apoplektischen Insult, Throm-
  boembolien

- Romosozumab: kardiovaskuläre Ereignisse (fraglich!), Kiefernekrosen und Oberschenkelschaftfrakturen in den Studien vergleichbar wie bei den BP.

Folgende Antiosteoporotika werden wegen Nebenwirkungen bzw. zu geringer Wirksamkeit nicht mehr verwendet oder sind nur noch in ausgesuchten Fällen zugelassen:

- Fluoride
- Kalzitonin
- Strontiumranelat
- Parathormon

6.3   Behandlungsstrategie in unserem Osteozentrum

Auf der Basis der evidenzbasierten Medizin haben wir in unserem Osteoporose-zentrum folgende **medikamentöse Behandlungsstrategie:**

- Alle Patienten erhalten 1000–3000 IE **Vitamin D$_3$** als Basistherapie (nach Wert von 25OH Vitamin D im Serum!). Kalziumzufuhr sollte mit 1000 mg möglichst über die Nahrung erfolgen.
- **Hormonsubstitution** wird nur noch bei klimakterischen Beschwerden disku-tiert („For symptoms only"), dient aber nicht zur Therapie einer manifesten Osteoporose.
- Früher Einsatz stickstoffhaltiger **BP** ist der „Goldstandard" („First line" Therapie). Die Darreichungsform wird in Absprache mit den Patienten ausgewählt: Wochentablette, Monatstablette, Vierteljahresspritze oder Jahres-infusion. Bevorzugt wird die intravenöse Applikation (z. B. **Zoledronat Jahresinfusion**). Damit wird eine Reduktion des Frakturrisikos um etwa 50 % erreicht!
- Alternativ zu den BP steht der RANKL-Antikörper **Denosumab** zur Ver-fügung. Bei Patienten mit meßtechnischer Osteoporose im Bereich der Wirbelsäule kommen **Raloxifen** und **Ibandronat** in Frage.
- **Romosozumab,** ein Sklerostin-Antikörper, hat anabole und antiresorptive Eigenschaften und ist inzwischen zugelassen bei postmenopausalen Patien-tinnen mit schwerer manifester Osteoporose.
- Bei schwerer, manifester Osteoporose besteht die Option einer osteoanabolen Therapie mit **Teriparatid.**

6.4 Indikation zur medikamentösen Therapie

Die **Indikation für eine medikamentöse Therapie** richtet sich heute nicht allein nach den Werten der DXA-Messung, sondern berücksichtigt auch klinische Parameter:

- Alter und Geschlecht
- DXA-Messung
- Osteoporotische Frakturen in der Anamnese
- Klinische Risikofaktoren.

Folgende **Kriterien zur Indikation einer medikamentösen Therapie** wurden erstmals 2014 vom Expertenkommittee der NOF (National Osteoporosis Foundation) veröffentlicht und später von den nationalen Osteoporoseverbänden leicht modifiziert übernommen:
Postmenopausale Frauen und Männer älter als 50 Jahre, die folgende Kriterien erfüllen:

- **Eine Hüft- oder Wirbelkörperfraktur (low trauma).** (Die Wirbelfraktur kann symptomlos abgelaufen und zufällig mit einem bildgebenden Verfahren nachgewiesen sein). Diese Patienten zeigen unter einer medikamentösen Therapie unabhängig vom T-score eine signifikante Reduktion des Frakturrisikos sowie eine Kosteneffektivität der Behandlung. Auf eine zusätzliche Knochendichtemessung kann daher bei dieser klinischen Situation verzichtet werden.
- **Meßtechnisch Osteoporose** (T-score ≤ 2,5 mittels DXA-Messung) am Oberschenkelhals (neck), Hüfte gesamt (total hip) oder LWS (lumbar spine). Alle großen Therapiestudien haben bei diesem Patientenkollektiv eine signifikante Reduktion des Frakturrisikos gezeigt. Ein Vorteil dieser Indikation liegt darin, dass bereits vor Auftreten einer Fraktur mit einer spezifischen medikamentösen Therapie begonnen werden kann, um Frakturen zu vermeiden („Sekundärprävention").
- **Meßtechnisch Osteopenie** (T-score zwischen −1,0 und >−2,5 mittels DXA-Messung) am Oberschenkelhals oder LWS und eine 10-Jahreswahrscheinlichkeit einer Hüftfraktur ≥3 % oder eine 10-Jahreswahrscheinlichkeit einer größeren Osteoporose-assoziierten Fraktur ≥20 %, basierend auf den **FRAX® Algorithmus.** Bei Einnahme von Glukokortikoiden kann bereits bei Werten <−1,5 T-score mit einer medikamentösen Therapie begonnen werden.

Bei **Patientinnen jünger als 50 Jahre sowie bei Kindern und Jugendlichen** sollte in der Regel nur bei Vorliegen einer Osteoporose-assoziierten Fraktur und in Abhängigkeit von der klinischen Situation eine medikamentöse Therapie durchgeführt werden. Es empfiehlt sich, Beginn und Dauer der Therapie sowie Auswahl und Dosierung des Medikamentes in Absprache mit einem Osteoporosezentrum festzulegen.

7

- Kalzium und Vitamin D müssen bei jeder medikamentösen Osteoporosetherapie ausreichend substituiert werden: „1000er Regel" mit 1000 mg Kalzium und 1000 IE Vitamin D täglich.
- Die alternde Haut produziert bei Sonnenbestrahlung nur noch wenig Vitamin D. Wegen des Hautkrebsrisikos sollte im Alter grundsätzlich auf Sonnenbestrahlung verzichtet werden.
- Vitamin D hat auch extraossäre Wirkungen auf das Immunsystem, die Haut, den Blutdruck, die Muskelmasse und den Zucker- und Fettstoffwechsel. Außerdem senkt es das Risiko für Brust- und Dickdarmkrebs.
- Der Einsatz von aktiven Vitamin D-Metaboliten ist nur bei Leber- und Nierenerkrankungen sowie bei transplantierten Patienten indiziert.
- Weitere Mineralien, Vitamine und Spurenelemente sind für einen gesunden Knochen essentiell.

7.1 Kalzium und andere osteotrope Mineralien und Spurenelemente

Das Erreichen der maximalen Knochenmasse im jugendlichen Alter und das Bewahren des erreichten Kapitals im Alter hängen von einer ausreichenden Kalziumzufuhr über alle Lebensabschnitte ab. Die empfohlene tägliche Kalziummenge von ca. 1 g kann bei gesunden Personen über eine knochenbewusste Ernährung mit Milchprodukten erreicht, kann aber problemlos auch über eine angepasste Supplementierung ergänzt werden.

R. Bartl, *Osteoporose*, essentials,
https://doi.org/10.1007/978-3-662-67211-2_7

Weitere wichtige Nahrungsbestandteile für gesunden Knochen sind **Magne-sium** und 4 **Spurenelemente:** Bor, Silizium, Zink und Kupfer. Magnesium spielt an mehreren Stellen des Vitamin-D-Stoffwechsels und in der Regulation des Parathormons eine Rolle. Eine Magnesiumsupplementierung ist jedoch nur bei Personen mit Magnesiummangel sinnvoll. Die empfohlene Tagesdosis von Magnesium beträgt 200–500 mg.

7.2   Vitamin D$_3$

Vitamin D gehört zur Gruppe fettlöslicher Vitamine wie auch Vitamin A, E und K. Diese Vitamine können langfristig im Körper gespeichert werden. Die Dosen von Vitamin D werden üblicherweise in internationalen Einheiten angegeben, wobei 40 IE Cholecalciferol 1 µg entsprechen. Die übliche Tagesmenge von 1000 IE entspricht daher 25 µg Vitamin D$_3$. Vitamin D wird entweder unter Sonnenbestrahlung in der Haut gebildet oder über die Nahrung zugeführt.

Die Bestimmung von 25(OH)D$_3$ im Serum ist der beste Labortest zur Beurteilung des Vitamin-D-Speichers:

• niedriger Spiegel	<100 nmol/l,
• insuffizienter Spiegel („insufficiency")	25–50 nmol/l
• Mangelzustand („deficiency")	<25 nmol/l.

Erst in der Niere wird 25(OH)D$_3$ in die biologisch aktive Form, in 1,25-Dihydroxyvitamin-D$_3$ (Synonym: 1,25(OH)$_2$D$_3$, Calcitriol) umgewandelt, die als Liganden des Vitamin-D-Rezeptors agieren. Zielgewebe der aktivierten Vitamin D-Formen sind Darm, Knochen, Niere, Keratinozyten, Monozyten, Lymphozyten und bestimmte Tumorzellen.

Die **empfohlene Tagesmenge** von Vitamin D$_3$ beträgt 200–400 IE, dabei handelt es sich jedoch um eine Erhaltungsdosis. Diese Menge reicht aber nicht für den therapeutischen Einsatz aus, der zwischen 1000 und 3000 IE liegend angesehen wird.

Obwohl als „Vitamin" bezeichnet, ist Vitamin D ein Hormon, das im Körper synthetisiert werden kann, im Blut zirkuliert und die Aktivitäten verschiedener Zellsysteme reguliert. 1,25-(OH)$_2$-Vitamin D$_3$ (Synonym: Calcitriol) ist die

Wirkform und einer der wichtigsten Regulatoren des Kalziums mit zahlreichen **Wirkungen auf das Skelett.** Vitamin D

- steigert die Kalziumabsorption aus dem Darm in die Blutbahn,
- vermindert die Kalziumexkretion über die Niere,
- steigert die Rekrutierung, Reifung und Aktivität der Knochenzellen,
- aktiviert die Osteoklasten und hält damit den extrazellulären Kalziumspiegel im Normbereich und
- steigert den Einbau des Kalziums in den Knochen (Mineralisation).

Weiterer **extraossäre Nutzen** einer adäquaten Versorgung mit Vitamin D sind:

- Zunahme der Muskelmasse,
- Verringerung des Fallrisikos,
- Verbesserung der Koordination,
- Senkung des systolischen Blutdrucks und Verbesserung der Herzinsuffizienz,
- Senkung des Risikos für Brust- und Dickdarmkrebs
- Hauteffekte mit Wachstumshemmung und beschleunigter Reifung der Keratinozyten
- Effekte auf Zucker- und Fettstoffwechsel.
- Synthesestimulation der endogenen antimikrobiellen Cathelicidine (Einsatz bei Tuberkulose)
- Antithrombotische Wirkung durch Aktivierung des Thrombomodulins, sowie
- antiinflammatorische Wirkung, insbesondere bei immunologischen und allergischen Erkrankungen, auch bei HIV- Patienten.

Ursachen für einen Kalzium-/Vitamin-D-Mangel bei älteren Personen sind:

- ungenügende Aufnahme von kalziumreicher Nahrung,
- eingeschränkte Absorption im Magendarmtrakt,
- eingeschränkte Sonnenexposition über das ganze Jahr,
- eingeschränkte Vitamin-D-Synthese in der Haut und/oder
- eingeschränkter Umbau des Vitamin D in die aktive Form.

Daher kann die Verordnung von 1000 mg Kalzium und 1000 IE Vitamin D täglich für die Prävention der postmenopausalen und senilen Osteoporose empfohlen werden („1000er Regel"). Der Zusammenhang von Kalzium, Vitamin D und Frakturrisiko ist in Abb. 7.1 ersichtlich.

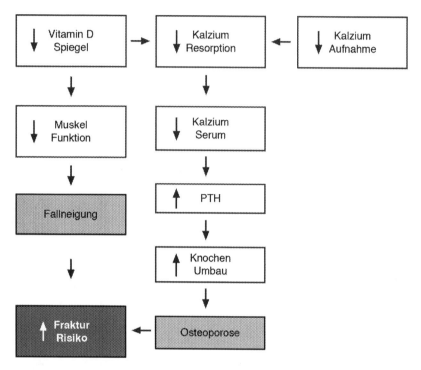

Abb. 7.1 Zusammenhang von Kalzium, Vitamin D, Osteoporose und Frakturrisiko

Aktive Vitamin D-Metabolite

Hauptindikationen für die Verwendung aktiver Vitamin-D-Metaboliten sind v. a. die chronische Niereninsuffizienz, die Dialyse, chronische Lebererkrankungen, Transplantationen sowie juvenile und prämenopausale Osteoporosen. Calcitriol ist nur für die Therapie der renalen Osteopathie, Alfacalcidol für die Therapie der Osteoporose zugelassen.

Folgende Substanzen und Tagesdosierungen werden empfohlen:

- Alfacalcidol: Bondiol®, Doss®, EinsAlpha®   0,5–1 μg
- Calcitriol: Rocaltrol®, Decostriol®   0,5 μg

Die Kombination von Vitamin D und Kalzium senkt das Frakturrisiko (vor allem Hüftfrakturen) signifikant, nicht aber die Gabe eines der beiden Substanzen allein.

7.3 Andere osteotrope Vitamine

- **Vitamin K** ist ebenfalls ein wichtiges Vitamin für die normale Knochenbildung. Seine Zufuhr verringert in Studien das Frakturrisiko. Vitamin K wird benötigt für die Bindung von Matrixproteinen an Hydroxylapatit. Die empfohlene Tagesdosis für Vitamin K beträgt 100–300 IE.
- **Vitamin C** wird für die Reifung und das „cross-linking" der Kollagenmoleküle benötigt, stimuliert die Osteoblasten und begünstigt die Kalziumresorption. 60 mg ist die geringste tägliche Menge, idealerweise sollten 250–1000 mg zugeführt werden.
- **Vitamin A** darf mit Bezug auf den Knochen nicht überdosiert werden. Die Zufuhr von mehr als 1500 μg RE täglich hat in mehreren Studien ein erhöhtes Risiko für Oberschenkelhalsfrakturen gezeigt.
- **Vitamin B$_{12}$, Vitamin B$_6$** und **Folsäure** erwiesen sich ebenfalls essenziell für den Erhalt der Knochendichte. Sie beeinflussen den Homozysteinspiegel, ein wichtiger Risikofaktor für Osteoporose und kardiovaskuläre Erkrankungen. Vitamin-B$_{12}$-Mangel korrelierte mit niedrigen Werten der Knochenformationsmarker. Patienten mit Vitamin-B$_{12}$-Mangel zeigten auch niedrigere Knochendichtewerte und ein höheres Frakturrisiko.

Hormonersatz (HRT) und Raloxifen

8

- Die Hormonersatztherapie (HRT) und Selektive Östrogenrezeptor-Modulatoren (SERMs) haben bei Östrogenmangel-Situationen einen positiven Effekt auf das Skelett.
- Der Einsatz von HRT ist allerdings wegen der bekannten Nebenwirkungen (z. B. Thromboseneigung, Brustkrebsrisiko) in der Behandlung der Osteoporose eingeschränkt: „For symptoms only".
- HRT kann als erste Wahl für den Schutz der Knochengesundheit bei Mädchen mit anorexia nervosa eingesetzt werden.
- SERMs wie z. B. Raloxifen sind sinnvoll bei postmenopausalen Frauen mit gering ausgeprägter Osteoporose und erhöhtem Brustkrebsrisiko.
- Testosteron ist die Therapie der Wahl beim Hypogonadismus des Mannes.

8.1 Hormonersatztherapie in der Postmenopause

Bereits Jahre vor der Menopause („Perimenopause") führt der zunehmende Östrogenmangel zu einem kontinuierlichen Knochenverlust. Ohne Hormonersatz verliert die Frau nach der Menopause jährlich 1–4 % Knochenmasse. Bei langfristiger Anwendung von Östrogen kann die Inzidenz für Hüftfrakturen, Wirbel- und Unterarmbrüche um etwa 50 % gesenkt werden. Die größten Effekte werden an der Wirbelsäule erzielt: innerhalb von 2 Jahren HRT sind Zuwächse der Knochendichte von bis zu 10 % an der LWS und bis zu 4 % am Schenkelhals zu erzielen. Die Frau in der Menopause steht daher vor der weitreichenden Entscheidung,

© Der/die Autor(en), exklusiv lizenziert an Springer-Verlag GmbH, DE, ein Teil
von Springer Nature 2023
R. Bartl, *Osteoporose*, essentials,
https://doi.org/10.1007/978-3-662-67211-2_8

ob sie den Östrogenmangel ausgleichen und damit auch eine effektive Osteo-
poroseprophylaxe erzielen will („**Hormone Replacement Therapy**", **HRT**). Die
Entscheidung für oder gegen eine Hormonsubstitution sollte immer gemeinsam
mit dem Gynäkologen diskutiert und getroffen werden.
Die **Women's Health Initiative Study** (WHI 2003) hat gezeigt, dass HRT
das Risiko vertebraler, nichtvertebraler und Oberschenkelhalsfrakturen signifikant senkt. Damit wurde erstmals die Wirksamkeit von HRT bezüglich des
Frakturrisikos belegt. Gleichzeitig aber hat die Studie zeigen können, dass kardiovaskuläre Erkrankungen und vor allem Brustkrebs unter HRT nach etwa 4 Jahren
zunehmen.
Als **Kontraindikationen** einer HRT gelten:

- unklare vaginale Blutung,
- Thromboseneigung,
- Lungenembolie,
- Nachweis eines Mammakarzinoms in der nahen Verwandtschaft,
- Bluthochdruck,
- chronische und akute Lebererkrankungen,
- schwere Hypertriglyzeridämie,
- Otosklerose,
- malignes Melanom.

Trotz der wichtigen physiologischen und pathophysiologischen Rolle des Östrogens für die Knochengesundheit wird derzeit Östrogen weder für die Therapie
noch für die Prävention der Osteoporose empfohlen. Eine Ausnahme sind junge
Patientinnen mit Anorexia nervosa. Bei Frauen, die Östrogen zur Behandlung
klimakterischer Beschwerden einnehmen, hat Östrogen aber durchaus einen nütz-
lichen Nebeneffekt für den Erhalt der Knochendichte und für die Reduktion des
Frakturrisikos.

Orale Kontrazeptiva Die Mehrheit der Studien mit kombinierten oralen Kontrazeptiva bei gesunden prämenopausalen Frauen ohne Östrogendefizit zeigt keinen
Effekt auf die Knochendichte oder das Frakturrisiko. Lediglich niedrig dosierte
orale Kontrazeptiva haben eine negative Auswirkung auf die Knochenmasse junger
Frauen gezeigt.

8.2 Phytoöstrogene

Unter dem Begriff Phytoöstrogene versteht man natürliche Östrogene, die in bestimmten Pflanzen vorkommen. Vor allem in der Sojabohne, in bestimmten Erbsen- und Bohnenarten, Tee, Milch und Bier sind **Isoflavone** und **Lignane** gespeichert, die in Phytoöstrogene umgewandelt werden. Diese Substanzen wirken zwar 1000-mal schwächer als Östrogen, trotzdem haben sie einen spürbaren positiven Einfluss auf die lästigen Symptome der Menopause. Ein weiterer Vorteil ist, dass sie wie Östrogen auf den Körper einwirken, aber keine tumorauslösende Wirkung haben sollen.

8.3 Selektive Östrogenrezeptor Modulatoren („SERMs")

In den letzten Jahren werden immer mehr östrogenartige Substanzen eingesetzt. Es handelt sich dabei um Substanzen, die zwar keine Hormone sind, aber noch einige Wirkungen des Östrogens haben und nicht dessen Nebenwirkungen verursachen. Die genaue Bezeichnung ist „Östrogen-Rezeptor-Agonisten/Antagonisten" und im Amerikanischen werden sie deshalb **„Selective Estrogen Receptor Modulators"** (SERMs) genannt.

Tamoxifen Tamoxifen wird bei Frauen mit Brustkrebs eingesetzt und wirkt wie ein Antiöstrogen auf das Brustgewebe, aber wie Östrogen auf andere Organe. Gestreute Tumorzellen des Brustkrebses, die noch Östrogenrezeptoren auf der Zelloberfläche haben, werden durch Tamoxifen in ihrem Wachstum gebremst. Dagegen verhält sich Tamoxifen wie ein Östrogen auf Knochen, Leber und Fettstoffwechsel.

Raloxifen Diese positive Wirkung auf den Knochen wurde mit dem Raloxifen weiterentwickelt. Es hat keine Wirkung auf das Brustgewebe und die Gebärmutter, aber noch eine positive Wirkung auf Knochen und Fettstoffwechsel. Auf zellulärer Ebene werden v. a. die Osteoklasten supprimiert. Extravertebrale Frakturen werden nicht signifikant beeinflusst. Das Risiko, an einem Brustkrebs zu erkranken, nimmt unter Raloxifen deutlich ab (54–74 %). Eine Therapie mit Raloxifen erscheint gegenwärtig insbesondere bei erhöhtem Mammakarzinomrisiko und Zustand nach Mammakarzinom geeignet. Zugelassen ist das Medikament für die Prävention und Therapie der postmenopausalen Osteoporose.

8.4   Testosteron

Tritt bei einem jungen Mann ein auffallender Knochenschwund auf, so muss immer an eine sekundäre Osteoporose gedacht werden. Infrage kommen die Osteogenesis imperfecta und der **Hypogonadismus.** Die Therapie der Wahl beim Hypogonadismus ist der frühe Beginn der Behandlung mit Testosteron. Sie kann kombiniert werden mit anderen Medikamenten zum Wiederaufbau der Knochendichte.

8.5   Anabolika

Der mögliche Nutzen von Anabolika bei Osteoporose ist seit Langem bekannt und ist auf den anabolen Effekt auf die Muskulatur zurückzuführen. Auch eine direkte Wirkung auf die knochenaufbauenden Zellen ist beschrieben. Sinnvoll ist die Anwendung der Anabolika bei muskelschwachen bis zu kachektischen Patienten.

Bisphosphonate und Denosumab

9

- Bisphosphonate (BP) hemmen den Stoffwechsel der Osteoklasten und sind potente Inhibitoren der Knochenresorption.
- Die modernen stickstoffhaltigen BP (z. B. Zoledronat, Ibandronat) sind erste Wahl („first line") in der medikamentösen Behandlung der Osteoporose.
- Die wöchentliche oder monatliche Einnahme von oralen BP hat die Einnahmetreue („Compliance") deutlich verbessert. Die intravenöse Gabe (jährlich, vierteljährlich) hat die Applikation nochmals vereinfacht.
- Denosumab als monoklonaler Antikörper gegen RANKL hemmt die Rekrutierung und Differenzierung der Osteoklasten.
- Langzeitnebenwirkungen wie Kiefernekrosen oder Femurschaftfrakturen sind in der Behandlung der Osteoporose extrem selten und sind nicht nur auf die BP beschränkt.
- Nach Absetzen von Denosumab kommt es zu einem raschen Abfall der Knochendichte („rebound"). Die Fortsetzung der Therapie mit einem BP zur Konservierung der gewonnenen Knochendichte ist daher obligat.
- Denosumab kann auch bei Niereninsuffizienz ohne Dosisanpassung gegeben werden.

© Der/die Autor(en), exklusiv lizenziert an Springer-Verlag GmbH, DE, ein Teil von Springer Nature 2023
R. Bartl, *Osteoporose*, essentials,
https://doi.org/10.1007/978-3-662-67211-2_9

9.1   Bisphosphonate (BP)

Eine neue Ära der Behandlung von Knochenkrankheiten begann vor 30 Jahren mit der Einführung der **„Bisphosphonate" (BP)**. Diese Substanzen werden exklusiv auf der Oberfläche des Knochens angereichert, werden von den Osteoklasten phagozytiert und hemmen deren Stoffwechsel. Dadurch wird der Knochenabbau reduziert. Bei der Osteoporose hemmen sie den Knochenabbau und führen damit zu einer positiven Knochenbilanz. Die stickstoffhaltigen BP gehören neben Denosumab zu den effektivsten Medikamenten („first line") in der Behandlung aller Formen der Osteoporose, sowohl bei Frauen als auch bei Männern, bei jungen und alten Menschen, bei angeborenen und erworbenen, primären und sekundären, „high-" und „low turnover"-, prä-, peri- und postmenopausalen Osteoporosen und sogar bei Kindern (in pädiatrisch/osteologischen Zentren).

Die BP zirkulieren einige Stunden unverändert im Blut, binden sich teilweise an Albumin, werden im Knochen abgelagert und nur ein kleiner Anteil wird über die Niere wieder ausgeschieden. Eine Metabolisierung im Körper findet nicht statt. Eine Interaktion mit anderen Medikamenten ist nicht bekannt. Die **intestinale Resorption** ist gering und beträgt <1 % ein Argument für die bevorzugte Anwendung intravenöser BP!

Nebenwirkungen sind nur sehr selten schwerwiegend: Bekannt sind gastrointestinale Beschwerden bei oraler Gabe und eine „akute Phase Reaktion" bei der ersten intravenösen Gabe. Bei Patienten mit ausgeprägter Niereninsuffizienz (GFR <30 ml/min) soll grundsätzlich kein BP mehr gegeben werden. Eine gute Hydrierung und Überwachung der Nierenfunktion vor und nach Gabe einer BP-Infusion wird empfohlen. In den letzten Jahren wurden Fallberichte von **atypischen Femurfrakturen (AFF)** unter Langzeittherapie mit BP publiziert. Häufig gehen prodromale Oberschenkelschmerzen voraus (Ermüdungsfrakturen?). Es ist daher ratsam, Frauen nach einer Langzeittherapie mit einem BP nach 3–5 Jahre zu kontrollieren. **Kiefernekrosen (ONJ)** treten vor allem bei immunsupprimierten Tumorpatienten unter hohen i. v. Dosen auf. Die um das 10-fache niedrigere Dosierung bei Patienten mit Osteoporose verursacht nach den Daten eines Fallregisters aber äußerst selten Kieferprobleme.

> Bei Kindern und Jugendlichen wurden bisher unter der Gabe von BP keine Kiefernekrosen beobachtet!

Die ASBMR („American Society of Bone and Mineral Research") geht von einer ONJ-Inzidenz von 1 in 10.000 bis 100.000 Patientenbehandlungsjahren aus.

Davon traten 90 % der ONJ bei Tumorpatienten auf, die wesentlich höhere Dosen in kürzeren Intervallen verabreicht bekommen haben. Die Inzidenz kann mit Vorsorgemaßnahmen und in Zusammenarbeit mit den Zahnärzten weiter deutlich reduziert werden.

> Werden diese Risikogruppen engmaschig und interdisziplinär überwacht, so ergibt sich in der Osteoporosetherapie unter BP oder Denosumab eine geschätzte Häufigkeit von 1 Ereignis pro 1.000.000 Patientenjahre! Der Nuten (Frakturreduktion) überwiegt den Schaden durch Nebenwirkungen (ONJ und AFF) bei weitem!

Als **Kontraindikationen bei BP** gelten Schwangerschaft und Stillzeit, obwohl bisher keine Nebenwirkungen in diesem Zusammenhang bekannt sind. Ob BP überhaupt klinisch relevant plazentagängig sind, ist umstritten und leider wenig untersucht.

9.2 Denosumab

Wirkung und Anwendung von Denosumab Denosumab blockiert durch seine Bindung an RANKL die Differenzierung und Fusionierung der Osteoklasten, reduziert die Knochenresorption und steigert dadurch die Knochenmasse (Abb. 9.1). Denosumab wird nur 2-mal im Jahr s. c. gespritzt und wird gut vertragen. Der große Vorteil gegenüber den BP liegt darin, daß es auch bei niereninsuffizienten Patienten und ohne Dosisreduktion (kurze Halbwertszeit!) gegeben werden kann. In der Onkologie wurden unter Denosumab ebenfalls Kiefernekrosen und atypische Femurfrakturen beobachtet, in der Häufigkeit vergleichbar mit Zoledronat. Bei Absetzen einer Therapie mit Denosumab kommt es zu einem raschen Verlust der gewonnenen Knochendichte und damit zu einem erneuten Anstieg des Frakturrisikos („**rebound**" Effekt). Die Knochendichte geht wieder auf den Ausgangswert zurück und der Schutz gegen Wirbelfrakturen ist bereits innerhalb eines Jahres verloren. Eine Fortführung der Therapie mit einem BP (z. B. Zoledronat Jahresinfusion oder Alendronat Wochentablette) 3–6 Monate nach der letzten Denosumab-Gabe wird gefordert. Damit können die Gewinne von Knochendichte unter Denosumab konserviert werden.

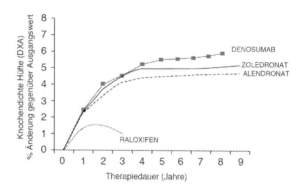

Abb. 9.1 Prozentuale Zunahme der Knochendichte (DXA der Hüfte) ab Ausgangswert unter Therapie mit Denosumab, Zoledronat, Alendronat und Raloxifen

Nebenwirkungen von Denosumab Denosumab kann zu einem Abfall des Serum-Kalziumspiegels führen. Ein Kalzium- und Vitamin D-Mangel muß daher vor Therapiebeginn ausgeschlossen oder behandelt sein. Die häufigsten Nebenwirkungen bei postmenopausalen Frauen waren Rückenschmerz, Schmerz in den Extremitäten, Hypercholesterinämie, muskuloskelettale Schmerzen, Zystitis, Bronchitis und Dermatitis.

Teriparatid und Romosozumab 10

- Teriparatid (humanes PTH 1-34) steigert den Knochenaufbau und reduziert signifikant das Risiko für vertebrale und non-vertebrale Frakturen.
- Romosozumab (Sklerostin-Antikörper) bewirkt eine Blockierung des Sklerostin mit der Folge einer anabolen Wirkung in den ersten Monaten. Später überwiegt eine milde antiresorptive Wirkung (Fehlen des unerwünschten „coupling"!).
- Romosozumab wird in einer Dosis von 210 mg monatlich subkutan über 1 Jahr verabreicht. Nach 1 Jahr Therapie mit Romosozumab empfiehlt sich die Folgetherapie mit einem stickstoffhaltigen BP, um einen Verlust der gewonnenen Knochenmasse zu verhindern.

10.1 Teriparatid (hPTH 1-34)

Bis zur Einführung der **„Peptide der Parathormonfamilie"** waren die für Prävention und Therapie der Osteoporose zugelassenen Medikamente ausschließlich antiresorptive Substanzen. Anabole Substanzen stimulieren dagegen primär die Osteoblasten und Stromazellen, die wiederum über Zytokine die Osteoklasten stimulieren. Diese Substanzen aktivieren daher den gesamten Knochenumbauzyklus. Die relativ stärkere Aktivierung des osteoblastischen Knochenanbaus führt zu einer steten Zunahme der kortikalen wie spongiösen Knochenmasse („Anabolic window"), in der Regel mit einer Zunahme der Knochenfestigkeit und Abnahme des Frakturrisikos verknüpft. Bei den effektiven und für die Behandlung der Osteoporose zugelassenen osteoanabole Medikamente sind derzeit nur das **Teriparatid** (1-34) auf dem Markt, das Parathormon (1-84) wurde vom

R. Bartl, *Osteoporose*, essentials, https://doi.org/10.1007/978-3-662-67211-2_10

Hersteller wieder aus dem Handel gezogen worden. Die Wirkung des Parathormons bei kontinuierlicher (physiologischer) und pulsativer (pharmakologischer) Verabreichung auf die Knochenzellen ist unterschiedlich. Teriparatid erhöht bei intermittierender Applikation Knochendichte, Knochenbelastbarkeit und Verknüpfung der Knochenbälkchen, mit der Konsequenz einer Risikoreduktion vertebraler und nonvertebraler Frakturen. Es ist noch ungeklärt, warum sich intermittierend verabreichte niedrige Dosen so dramatisch von einer kontinuierlichen Verabreichung bezüglich des Effekts auf Knochenzellen unterscheiden. Kürzlich konnte gezeigt werden, dass Teriparatid die Osteoblastenapoptose reduziert, damit die Überlebenszeit der Osteoblasten verlängert und die Kollagenproduktion erhöht. Als **Indikationen** für den Einsatz von Teriparatid gelten:

- Patienten, die unter Bisphosphonaten mit der Knochendichte abfallen,
- Patienten, bei denen unter Bisphosphonaten weitere Frakturen auftreten,
- Patienten, bei denen der T-Score unter Therapie weiter sehr niedrig ist,
- Patienten, die orale Bisphosphonate nicht vertragen.

Rückenschmerzen, Übelkeit, Kopfschmerzen, orthostatische Hypotonie waren die auffallendsten **Nebenwirkungen,** diese traten jedoch nur selten und dosisabhängig auf. Weniger als 5 % der Patienten zeigten eine Erhöhung des Serumkalziumspiegels, in keinem Fall war jedoch eine symptomatische Hyperkalzämie zu beobachten. Ferner muss betont werden, dass osteogene Sarkome bei Patienten nicht beobachtet wurden. Als Nachteil in der Anwendung erwies sich die Notwendigkeit der täglichen subkutanen Injektionen. Als **Gegenanzeigen** gelten:

- Vorbestehende Hyperkalzämie,
- schwere Niereninsuffizienz,
- metabolische Knochenkrankheiten, mit Ausnahme der primären Osteoporose,
- ungeklärte Erhöhung der alkalischen Phosphatase,
- vorausgegangene Strahlentherapie des Skeletts und
- Schwangerschaft und Stillzeit.

Die Therapiedauer von Teriparatid ist in Europa auf 18 Monate und in den USA auf 24 Monate beschränkt worden.

10.2 Sklerostin-Antikörper (Romosozumab)

Es handelt sich um einen Antikörper gegen das zirkulierende Proteinprodukt von SOST, Sklerostin, das ausschließlich im Knochen von Osteozyten produziert wird. Anti-Sklerostin bewirkt bei gesunden Frauen und Männern ein Ansteigen der Knochenformations- und eine Abnahme der Knochenresorptionsmarker (Serum CTx) (Abb. 10.1). Die Hemmung der Produktion bzw. der Aktivität von Sklerostin führt zu einer deutlichen Zunahme der Knochendichte sowohl im Bereich der Lendenwirbelsäule als auch der Gesamthüfte. Im Gegensatz zu Parathormon hemmt Romosozumab die Knochenresorption und führt zu einer deutlichen Zunahme der Knochendichte.

> Sklerostin-Antikörper steigern nicht nur den Knochenanbau, sondern hemmen gleichzeitig auch den Knochenabbau (duale Wirkung) und führen bereits nach 1 Jahr zu einer eindrucksvollen Zunahme der Knochendichte. Nach Beendigung der Therapie kommt es wie bei Denosumab zu einem raschen Abfall der Knochendichte bis hin zum Ausgangswert vor Therapie. Die Anschlusstherapie mit einem potenten BP ist daher obligat.

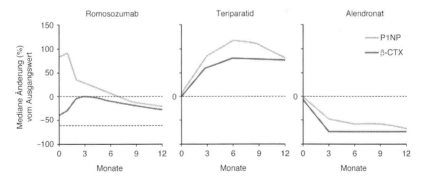

Abb. 10.1 Verlauf der biochemischen Marker des Knochenumbaus während der Therapie mit subkutanen Injektionen von Teriparatid (20 μg/Tag) und Romosozumab (210 mg/Monat) und mit der Wochentablette Alendronat (70 mg/Woche) für 1 Jahr. Romosozumab steigert die Knochenformation und reduziert die Knochenformation, Teriparatid erhöht sowohl Resorption als auch Formation, während Alendronat sowohl Formation als auch Resorption reduziert. P1NP = Knochenformationsmarker, β-CTX = Knochenresorptionsmarker

Die Abnahme der osteoklastischen Knochenresorption erklärt sich durch den inhibitorischen Effekt des Antikörpers auf die Produktion von RANKL in den Osteozyten. Zu Therapiebeginn ist Romosozumab eine rein anabole Substanz, während im weiteren Verlauf eine milde antiresorptive Wirkung im Vordergrund steht. Die anabole Wirkung nimmt in den klinischen Studien aber nach 2–3 Monaten langsam ab, sodaß im weiteren Verlauf eine milde antiresorptive Wirkung im Vordergrund steht. Die Knochendichte nahm unter Romosozumab an Wirbelsäule und Hüfte signifikant zu, stärker sogar als unter Gabe von Parathormon oder Bisphosphonaten. Bereits nach einem Jahr Therapie mit Romosozumab nahm das Risiko für Wirbelbrüche um mehr als 60 % ab. Der Antikörper wurde gut vertragen. Die empfohlene Dosis beträgt einmal monatlich 210 mg Romosozumab (als zwei subkutane Injektionen von je 105 mg verabreicht) über einen Zeitraum von 12 Monaten. Die Patienten sollten vor und während der Behandlung ausreichend Kalzium und Vitamin D einnehmen. Ein abgelaufener Herzinfarkt und ein Schlaganfall müssen vorher ausgeschlossen sein.

Kontraindikation Romosozumab ist nicht für die Anwendung in der Schwangerschaft und Stillzeit indiziert. Osteonekrosen des Kiefers oder Oberschenkelschaftfrakturen wurden bei Patienten unter Romosozumab selten berichtet.

Romosozumab ist wie Denosumab eine **reversible Therapie (,,rebound"
Effekt)**. Der Gewinn an Knochendichte unter diesem Medikament wird wieder schnell nach Abbruch der Therapie verloren. Die Anschlusstherapie mit einem BP wird daher empfohlen.

- Langzeittherapien chronischer Erkrankungen bedürfen regelmäßiger Kontrollen, Anpassungen der Therapie und Früherkennung möglicher Nebenwirkungen.
- Die empfohlene Dauer einer Therapie mit BP oder Denosumab beträgt je nach Schweregrad der Osteoporose mindestens 3 bis 5 Jahre und sollte individuell fortgesetzt werden. Der Therapiezeitraum von 1 Jahr sollte nicht unterschritten werden.
- Der Therapieerfolg wird kurzfristig (Monate) mit der Bestimmung von Knochenumbaumarkern und langfristig (Jahre) mit der DXA-Messung und dem Auftreten von Frakturen überprüft.
- Heute wird weltweit nach 5 Jahren Therapie mit einem antiresorptiven Medikament eine einjährige Pause („drug holiday") empfohlen – falls kein hohes Frakturrisiko vorliegt!
- „Therapieversager" sind selten und bedürfen einer Überprüfung der Diagnose (sekundäre Osteoporose?), des Therapieschemas und der Einnahmetreue des Patienten.
- Nach Absetzen von Denosumab, Teriparatid oder Romosozumab wird die Fortführung der Therapie nach einer Pause von 3–6 Monaten mit einem BP empfohlen, um den raschen Verlust der gewonnenen Knochendichte zu unterbinden.
- Anabole Substanzen sollten möglichst vor antiresorptiven Substanzen zum Einsatz kommen.
- Die Zahl an Patienten, die in Europa ein Antiosteoporotikum erhielten, stieg bis 2008 kontinuierlich an und fiel dann nach einem Plateau stetig

© Der/die Autor(en), exklusiv lizenziert an Springer-Verlag GmbH, DE, ein Teil   63
von Springer Nature 2023
R. Bartl, *Osteoporose*, essentials,
https://doi.org/10.1007/978-3-662-67211-2_11

ab. Diese „osteoporosis treatment gap" scheint sich derzeit in den USA und in Europa zu verschlimmern.

11.1 Verbesserung der Einnahmetreue

Schlechte Medikamententreue ist einer der limitierenden Faktoren in der Behandlung chronischer Erkrankungen. Dies gilt vor allem für die Osteoporose, die im frühen Stadium symptomlos verläuft und unter Therapie dem Patienten kurzfristig kein Erfolgserlebnis erkennen läßt. Es bedarf auch einer Langzeitbehandlung von 3–5 Jahren, um Knochenbrüchen vorzubeugen. Zudem wird ein alleingelassener Patient beim Lesen des Beipackzettels und der denkbar möglichen Nebenwirkungen verunsichert, sodaß er häufig die Tabletten absetzt, ohne den Arzt von seiner Entscheidung zu informieren. Wichtige Faktoren für eine **ungenügende Einnahmetreue** sind:

- Komplexität der Einnahmevorschrift,
- Auftreten von Nebenwirkungen,
- Häufigkeit der Einnahme,
- Angst vor möglichen Nebenwirkungen,
- Fehlendes Bewußtsein um die Notwendigkeit und Wirksamkeit der Behandlung.

In einer deutschen Studie haben 54–72 % der Patienten das orale Bisphosphonat nach 1 Jahr nicht mehr eingenommen. Ungefähr 20 % hörten sogar bereits nach einem Monat mit der Behandlung selbständig auf, ohne den behandelnden Arzt zu informieren. Allein die Einführung der Wochen- und Monatstablette hat gegenüber der Tagestablette eine deutliche Verbesserung der Einnahmetreue bei den oralen BP bewirkt.

11.2 Monitoring antiresorptiver Therapie

Es ist bekannt, dass die Verbesserung der Knochenfestigkeit („bone strength") unter antiresorptiven Substanzen nur z. T. mit der Zunahme der Knochendichte zu erklären ist. Neben der Knochendichte sind v. a. Veränderungen der Knochenarchitektur, des Knochenumbaus und des Knochenmaterials als wichtige Faktoren der Knochenfestigkeit zu berücksichtigen. Der Vorteil der **Knochenmarker** im Monitoring besteht darin, dass bereits nach 1–3 Monaten „non-responder" erkannt werden können. Die **LSC** („least significant change") beträgt bei Formations-markern 25 % und bei den Resorptionsmarkern 40–65 %. Fällt daher der Resorptionsmarker um etwa ein Drittel gegenüber dem Ausgangswert ab, so kann gefolgert werden, daß

- der Patient das Medikament einnimmt,
- die Substanz resorbiert wird und
- ein biologischer Effekt am Knochen vorliegt.

11.3 Monitoring osteoanaboler Therapie

Wenn sich der zu messende Knochen unter einer osteoanabolen Therapie vom Volumen her vergrößert, so wird die DXA-Messung die reale Zunahme der Knochenmasse (bone mineral content, BMC) nicht erkennen und einen niedri-geren Wert errechnen. Die niedrigere Knochendichte in der DXA-Messung ist nicht durch Verlust der Knochenmasse, sondern durch Vergrößerung des Kno-chenareals verursacht. Bei richtiger Interpretation ist aber die DXA-Messung als „Goldstandard" auch bei osteoanaboler Therapie für das Monitoring brauchbar.

11.4 Therapiedauer und Therapiepause („drug holiday")

Die empfohlene Dauer einer Therapie mit BP oder Denosumab beträgt je nach Schweregrad der Osteoporose mindestens 3–5 Jahre und sollte individuell fortge-setzt werden. Der Therapiezeitraum von 1 Jahr sollte nicht unterschritten werden. Nach Absetzen der BP-Therapie sollte die Zufuhr von Kalzium und Vitamin D zur Mineralisierung des neu gebildeten Knochens und als Erhaltungsthera-pie unverändert weiter erfolgen. Heute wird weltweit nach 5 Jahren Therapie mit einem antiresorptiven Medikament eine einjährige Pause (**„drug holiday"**) empfohlen. Patienten mit weiterhin hohem Frakturrisiko und sehr niedriger Kno-chendichte (T-score< −3,0) wird aber angeraten, die Behandlung fortzusetzen und mit dem behandelnden Arzt ein Therapiekonzept für die nächsten Jahre zu erstellen. Bei Absetzen von **Denosumab** (auch bei **Östrogen, Raloxifen** und **Romosozumab**) kommt es aber bei Therapiestopp wieder zu einem raschen Abfall der gewonnenen Knochendichte. Bereits nach einem Jahr Therapiepause unter Denosumab ist der Ausgangswert vor Therapie erreicht. Das Absetzen von Denosumab führt sogar zu einer Zunahme des Knochenumbaus („over-shoot", „rebound-Effekt"), sodaß es sinnvoll ist, auf eine längerwirkende antiresorptive Substanz (moderne BP) umzusteigen (**„sequentielle Therapie"**).

Bei den osteoanabolen Medikamenten (**Teriparatid** und **Parathormon**) ist die Therapiedauer von 18 bzw. 24 Monaten festgelegt worden, so daß Überlegungen über Langzeittherapie, Therapiepause und Langzeit-Nebenwirkungen entfallen. Die Dauer einer Therapiepause und der Zeitpunkt einer Wiederaufnahme der medikamentösen Therapie hängen von folgenden Faktoren ab:

- Wirkdauer des abgesetzten Medikamentes. Bei den BP hat Zoledronat die längste, Risedronat die kürzeste Wirkdauer.
- Wiederanstieg der Knochenabbauparameter (Serum)
- Abfall der Knochendichte (DXA) um mehr als 4–5 % oder Werte im osteoporotischen Bereich
- Auftritt von neuen Frakturen.

Was Sie aus diesem *essential* mitnehmen können

- Die DXA-Meßmethode ist weiterhin Goldstandard in der messtechnischen Diagnosestellung (T-score kleiner als $-2,5$). Diese Methode ist global verfügbar, einfach, strahlenarm und misst die beiden Osteoporose-gefährdeten Stellen: die LWS und die Hüfte
- Die Indikation zur medikamentösen Osteoporosetherapie richtet sich nach den Werten der DXA-Knochendichtemessung, den Risikofaktoren (FRAX®) und dem Nachweis osteoporotischer Frakturen
- Ziele einer medikamentösen Therapie sind Steigerung der Knochendichte, Verbesserung der Knochenqualität und vor allem Reduktion des Frakturrisikos
- Antiresorptive Substanzen (moderne Bisphosphonate und Denosumab) sind die „first line therapy" bei nachgewiesener Osteoporose
- Nebenwirkungen wie Kiefernekrosen oder atypische Femurfrakturen sind extrem selten und treten fast ausschließlich bei extrem hoher Dosierung und unter Langzeitgabe bei Tumorpatienten auf
- Osteoanabole Substanzen (Teriparatid und Romosozumab) werden bei schwerer manifester Osteoporose eingesetzt und bauen die Knochenstruktur wieder auf
- Das Monitoring (DXA-Messung Knochenumbauparameter) bestimmt die Dauer und die Pause der Therapie, oder das Umsetzen auf ein anderes Antiosteoporotikum

Literatur

Bartl, R. (Hrsg.): Klinische Osteologie: Entstehung, Diagnostik, Prävention und Therapie aller Knochenkrankheiten. Thieme, Stuttgart (2014)

Bartl, R.: Osteoporose in der Praxis. Springer, Heidelberg (2022a)

Bartl, R.: Antiosteoporotika, essentials-Reihe. Springer, Heidelberg (2022b)

Bartl, R.: Osteoporosis in clinical practice. Springer, Cham (2023)

Bartl, R., Bartl, C.: The osteoporosis manual: Prevention, diagnosis and management. Springer, Heidelberg (2019)

Bartl, R., Bartl, C.: Das Osteoporose Manual: Biologie, Diagnostik, Prävention und Therapie. Springer, Berlin (2021)

Clunie, G., Keen, R.: Osteoporosis. Oxford University Press, Oxford (2014)

Cusano, N. (Hrsg.): Osteoporosis, a clinical casebook. Springer, Cham (2021)

Dennison, E. (Hrsg.): Osteoporosis treatment, a clinical overview. Springer, Cham (2021)

Ferrari, S., Roux, C.: Pocket reference to osteoporosis. Springer, Cham (2019)

Hansen, D., Tutaworn, T., Lane, J.: What's new in osteoporosis and fragility fractures. J. Bone. Joint. Am. **104**, 1509–1515 (2022)

LeBoff, M., Greenspan, S., Insogna, K., et al.: The clinicians guide to prevention and treatment of osteoporosis. Osteoporos. Int. **33**, 2049–2102 (2022)

Leder, B., Wein, M. (Hrsg.): Osteoporosis: Pathophysiology and clinical management. 3. Aufl. Humana Press, Cham (2020)

Lenzi, A., Migliaccio, S. (Hrsg.): Multidisciplinary approach to osteoporosis. From assessment to treatment. Springer, Cham (2018)

McClung, M., Grauer, A., Boonen, S., et al.: Romosozumab in postmenopausal women with low bone mineral density. N. Engl. J. Med. **370**(5), 412–420 (2014)

Miedany, Y. (Hrsg.): New horizons in osteoporosis management. Springer, Cham (2022)

Otto, S. (Hrsg.): Medication-related osteonecrosis of the jaws. Springer, Heidelberg (2015)

Papapoulos, S.: Anabolic bone therapies in 2014: New bone-forming treatments for osteoporosis. Nat. Rev. Endokrinol. **11**, 69–70 (2015)

Silverman, S., Abrahamson, B. (Hrsg.): Duration and safety of osteoporosis treatment. Springer, Heidelberg (2016)

Stern, P.: Bone regulators and osteoporosis therapy. Springer, Cham (2020)

R. Bartl, *Osteoporose*, essentials,
https://doi.org/10.1007/978-3-662-67211-2

Printed in the United States
by Baker & Taylor Publisher Services